心筋 SPECT 診療必携

京都府立医科大学名誉教授 西村 恒彦 ●編著
金沢大学附属病院臨床教授 中嶋 憲一

序

　マルチモダリティ時代の心臓画像診断において，CT/MRIの進歩に足並みを合わせるかのように心臓核医学の展開も著しい．

　汎用されている心筋SPECTにおいても，ハードウェア面では半導体カメラやSPECT/CT装置の利用など，ソフトウェア面ではGated SPECTによる定量指標や心筋SPECT/冠動脈CTA融合画像の活用など，さらなる日常診療への普及が行われつつある．

　さらに，わが国初の心筋SPECT（QGSを含む）を用いた大規模多施設共同研究（J-ACCESS研究）から得られた心臓核医学エビデンス，とりわけ虚血性心疾患などにおける予後予測およびその定量的評価法としての心筋SPECTソフトウェア（Heart Risk View）は心筋SPECTの利用価値を一段と高め，かつ，一目瞭然に実地診療の場で役立てていただけるものと確信している．

　本書はこのような心筋SPECTの最近の動向も含め，ハンディかつコンパクトな内容とし，常に手元において活用していただけるように『心筋SPECT診療必携』と命名した．

　このように極めてタイムリー，かつ斬新な本書が，放射線・核医学関係の医師，技師の先生方のみならず，広く循環器内科や糖尿病，腎臓内科などの先生方にとって有用な必携書となることを期待している．

2018年10月

京都府立医科大学名誉教授　西村　恒彦
金沢大学附属病院臨床教授　中嶋　憲一

執筆者一覧

【編　著】

西村　恒彦	京都府立医科大学名誉教授
中嶋　憲一	金沢大学附属病院臨床教授

【執　筆】

木曽　啓祐	国立循環器病研究センター放射線部RI室医長
桐山　智成	日本医科大学放射線医学講師
汲田伸一郎	日本医科大学放射線医学主任教授
坂谷　知彦	京都第二赤十字病院循環器内科医長
鈴木　康之	日本大学病院循環器内科助教
立石　恵実	国立循環器病研究センター放射線部
七里　　守	名古屋第二赤十字病院循環器内科部長
橋本　　順	東海大学医学部専門診療学系画像診断学教授
藤田　　博	京都第二赤十字病院循環器内科部長
松本　直也	日本大学病院循環器内科科長

（五十音順）

CONTENTS

1 心筋SPECTの変遷と展開 ……………………………………… 西村恒彦 …… 2

2 心筋SPECTの実際 …………………………………………… 橋本　順 …… 10
 1 検査方法 ……………………………………………………………………… 10
 2 運動負荷／薬剤負荷 ………………………………………………………… 15
 3 読影／解析法 ………………………………………………………………… 19
 4 臨床応用 ……………………………………………………………………… 32

3 Gated SPECTによる心機能評価 ………………………… 木曽啓祐・立石恵実 …… 38
 1 原理と方法 …………………………………………………………………… 38
 2 臨床応用 ……………………………………………………………………… 45

4 半導体カメラによる心筋SPECT ………………………… 松本直也・鈴木康之 …… 54
 1 原理と方法 …………………………………………………………………… 54
 2 臨床応用 ……………………………………………………………………… 57

5 SPECT-CTによる心筋SPECT ……………………………………… 中嶋憲一 …… 64
 1 SPECT-CT装置の利用目的 ………………………………………………… 64
 2 X線CTを用いた減弱補正 …………………………………………………… 66
 3 カルシウムスコアの併用 …………………………………………………… 71
 4 カルシウムスコア，SPECT，冠動脈CTの総合的利用 …………………… 74

6 心筋SPECT/冠動脈CTA融合画像 ……………………… 桐山智成・汲田伸一郎 …… 76
 1 心筋SPECT/冠動脈CTA融合画像 ………………………………………… 76

7 心臓核医学エビデンス：J-ACCESS研究 ……………………………………… 88
 1 J-ACCESS研究の経緯 ……………………………………… 西村恒彦・中嶋憲一 …… 88
 2 虚血性心疾患，糖尿病，慢性腎臓病
  （J-ACCESSおよびJ-ACCESS2, 3研究） ……………… 中嶋憲一・西村恒彦 …… 94
 3 コロナリー・インターベンション，薬物療法
  （J-ACCESS4研究） ……………………………………… 七里　守・西村恒彦 …… 108
 4 J-ACCESS研究業績一覧 …………………………………………………… 115

8 心筋SPECTソフトウェア：Heart Risk View（HRV）
 ……………………………………………………………… 坂谷知彦・藤田　博 …… 120
 1 Heart Risk View-Sの概念（心事故リスク推定） ………………………… 120
 2 Heart Risk View-Sの臨床応用 …………………………………………… 128
 3 Heart Risk View-Fの臨床応用 …………………………………………… 135

9 心臓核医学の歴史から将来展望まで …………………………………… 中嶋憲一 …… 144
 1 心臓核医学の歴史から将来展望まで ……………………………………… 144

索　引 ………………………………………………………………………………… 154

心筋SPECT
診療必携

1 心筋SPECTの変遷と展開

　心筋シンチグラフィ，とりわけ心筋SPECT（single photon emission computed tomography：断層シンチグラフィ）は現在も心臓核医学検査において中心的役割を有している。本項では，心筋SPECTの現在までの変遷と展開について概説する。

1 心筋planarから心筋SPECTへ（1975～1990年）

　1970年後半から^{201}Tl（タリウム）とアンガー型シンチカメラを用いて，正面，左前斜位，側面など多方向から撮像する心筋planarシンチグラフィから梗塞部位の広がりを欠損像として捉えることができるようになった。また負荷心筋planarシンチグラフィでは，負荷直後（初期分布）および3～4時間後（再分布）の撮像から算出した心筋washout rateを用いて虚血部位の同定が可能になってきた。

　このように，心筋planar撮像において，視覚化およびデータ処理の工夫により梗塞・虚血部位の診断能は向上した。

　しかし，planar像では基本的に心筋自体あるいは腹部臓器など周辺臓器との重なりがあり，必ずしも検出精度は満足できるものではなかった。CT/MRと同様に，1980年初め頃から出現した回転型ガンマカメラを用いたSPECT装置の普及により，心筋SPECT（心筋断層シンチグラフィ）から心筋自体あるいは他臓器との重なりが少なく，かつ梗塞・虚血部位をくまなく捉えられるようになってきた。心筋SPECTでは，このため通常は水平断層像，長軸垂直断層像および短軸断層像を再構成し，視覚的に各断層像を読影することが行われている。このような心筋SPECTの普及とともに，1985年頃から心筋planar撮像は次第に用いられなくなった。

　心筋SPECTでは，これらの各断層像から欠損の部位および広がりの把握が明瞭になり，とりわけplanar像に比較し，対角枝病変や狭い虚血の

SPECT装置	単検出器から多検出器へ	高分解能,高感度画像
SPECT撮像	Prone撮像の追加	下後壁部位の病変の検出
SPECT 2核種同時収集	Triple Energy Window (TEW) 法（cross talk補正）	BMIPP/Tl, MIBG/Tlなど病変部位の詳細な比較
SPECT定量	吸収・散乱補正	正確な病変部位の抽出
SPECTデータ処理	定性から定量評価へ	セグメント解析,ブルズアイ表示
SPECT用トレーサ	TlからTc-TF/MIBIへ	Gated SPECTによる心筋血流・心機能評価

表1　心筋SPECTにおける梗塞・虚血の検出精度の向上

検出にも有用である。一方，欠点として多数枚の断層像を比較かつ読影する煩雑さがある。これに対し，functional imageとしてのブルズアイ表示は，1枚の機能画像として病変の広がりとその程度を表示することができる。したがって，両者を併用して読影することにより，罹患冠動脈の部位および広がりの推定をより高精度に行うことができる。

　心筋SPECT撮像において，梗塞・虚血部位の検出精度の向上に関し，表1に示すような種々の工夫が施されてきた。

　SPECT装置は単検出器型から多検出器型へ進化し，現在は心筋SPECTには2検出器型SPECT装置が汎用されている。これらの工夫により，高分解能・高感度心筋SPECT画像が得られる。

　また，心筋SPECT撮像は一般にsupine position（仰臥位）で行うが，下後壁部位の病変検出精度の向上のためprone position（腹臥位）を併用して撮像することもある。SPECT画像の画質には，データ収集や処理において多くの要因が関与することを周知しておくことが必要である。とりわけガンマ線の吸収・散乱補正はSPECT定量にとって重要である。たとえば，吸収補正の代表的な方法としてSorenson, Changらの方法がある。しかし必ずしもその補正は満足のいくものではない。また，心筋SPECTにおいて[123]I-BMIPP/Tl, ^{123}I-MIBG/Tlのような2核種同時収集は病変部位の詳細な比較に有用だが，両核種のcross talkには留意する必要があり，その補正のために，たとえばTriple Energy Window法（TEW）

図1　心電図同期心筋SPECTにおける開発の経緯

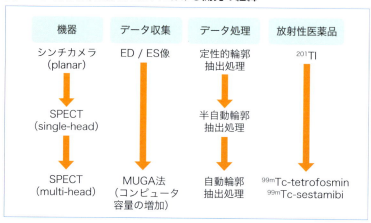

などが用いられている。

2　テクネチウム標識心筋血流製剤と心電図同期心筋SPECT（1990〜2000年）

　心電図同期心筋SPECT開発の経緯を図1に示す。1990年初めに^{201}Tlに代わり，テクネチウム標識心筋血流製剤（^{99m}Tc-tetrofosmin/sestamibi）の開発に伴い，大量投与ができることから心電図同期心筋SPECTが可能になってきた。また，多検出器型SPECT装置を用いてより短時間（約10〜20分間）にデータ収集を心電図同期下に行うことができ，しかもコンピュータ処理を駆使し，かなり大きな欠損像が存在しても巧みに左室輪郭の抽出が自動的に行えるようになってきた。

　なかでも1995年Germano Gら（UCLA, USA）は心電図同期心筋SPECTにおいて丁度，心プールシンチグラフィと同様にR-R間隔を8〜16分割で得られた一心周期にわたる経時的心筋SPECT画像に左室自動辺縁抽出プログラムを応用することにより，左室駆出率（EF）や左室容積（EDV, ESV）を自動的に算出する手法（Quantitative Gated SPECT：QGS）を開発した。本法は，心機能，心筋血流の同時評価が行うことができることからこれ以降，心電図同期心プールシンチグラフィ（GBPS）

SPECT/CT装置	CT吸収補正，心筋SPECT/カルシウムスコア併用
半導体カメラ	短時間データ収集，被ばく軽減 心筋血流定量（ダイナミックSPECT）
融合画像	CCTA/SPECT，CMRA/SPECT 冠動脈病変の詳細な形態・機能の比較
新しいデータ解析法 自動診断・予後推定法	心機能および位相解析（HFV） 心筋血流欠損スコアおよび虚血心筋量（HSV） 定量的予後推定法（HRV） HSV + HRV（HRV-S）

表2 心筋SPECTにおける最近の進歩

はほとんど用いられなくなった。

　QGSを用いて算出した左心機能諸値は，心プールシンチグラフィや左室造影法を用いた手法から得られたそれらの値と良好な相関を示した。また，各社のワークステーションを用いたQGS処理でもほとんど差異のない高い精度が得られている。したがって，心電図同期心筋SPECTは心筋血流にくわえ，心機能定量評価のゴールドスタンダードとして現在，汎用されている。

　ほかにも，ハードウェアおよびソフトウェア両面における近年の進歩を表2にまとめておく。

3 心筋SPECTにおけるハードウェアの進歩（2000年～現在）

▶ 1）半導体カメラ

　半導体検出器は従来のガンマカメラの検出器に比較し，テルル化亜鉛カドミウム（CZT）からなる半導体素子によりガンマ線を直接デジタル変換することから，通常のガンマカメラに比較し，感度・空間分解能の著明な改善が得られる。代表的なものにD-SPECT（日本バイオセンサーズ），GE社製Discovery NM530cなどがある。通常のSPECTに比較して半導体カメラの画像は極めて高画質である。また，検査時間が短縮されかつ少量投与のため被ばく軽減に役立つ。さらに，ダイナミックSPECTが可能なことから心筋血流トレーサを用いて安静時および冠血管拡張時における

心筋血流比から心筋血流予備能（MFR）の算出がPETと同様に可能なことが期待される。

▶ 2）SPECT/CT装置

SPECT/CT装置は，心臓領域では冠動脈の石灰化の有無が非造影CTにより検出でき，一方，SPECT装置で得られる心筋血流画像と併せると虚血性心疾患患者のリスク層別化に役立つ。一般にカルシウムスコア400以上の症例では虚血の頻度が高く，心筋SPECTの欠損像と併せ心事故発生に関する予後と有意に相関することが報告されている。

SPECT/CT装置の他の活用方法として期待されるのは，X線CTを用いた心筋SPECTの吸収補正である。たとえば，SPECT/CT装置（GE社製 Discovery NM/CT 670-8）ではOSEM再構成の中に吸収補正が組み込まれており，短時間で位置決定ができ，吸収補正前後のSPECT画像を正確に得ることができる。

4 心筋SPECTにおけるソフトウェアの進歩（2000年～現在）

▶ 1）心筋SPECT/冠動脈CTA融合画像

冠動脈CTAと心筋SPECTの融合画像に関しては，現時点では2006年GE社とKaufman P（Zurich Univ, Switzerland）が開発したソフトウェア・フュージョンと呼ばれる方法が主流である。ソフトウェア・フュージョンでは，冠動脈CTAで得られた左室心筋のvolume rendering（VR）画像に心筋SPECTの情報を表示する。次いで，SPECT画像は左室内腔の仮想の中心点から左室心筋の心外膜上に向かって放射状に集積の最大値が貼り付けられる。冠動脈CTAにおけるコロナリー・ツリーと融合することによりフュージョン・イメージを得ることができる。

融合画像は責任冠動脈の同定などにおける有用性に加え，両者を併用することにより詳細な治療戦略（PCI/CABGの適応）や予後評価が行えることが報告されている。

また，高度の腎機能障害や冠動脈の高度石灰化を有する場合のみならず，将来的には被ばく軽減の面からも心筋SPECT/冠動脈MRA，すなわ

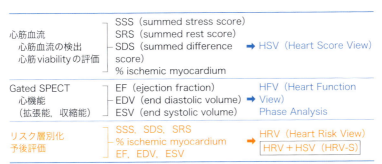

表3 心筋SPECT(QGS)ソフトウェアの役割：診断から予後判定を含めた心臓検査法

ち冠動脈CTAの代わりに冠動脈MRAとの融合画像を臨床に役立てることが期待される。

▶ 2) 新しいデータ解析法

表3に示すように，従来，心筋血流パラメータとしてSSS，SRS，SDSや% ischemic myocardiumが，心機能パラメータとしてEF，EDV，ESVが，またリスク層別化にもこれらのパラメータのうち，とりわけSSS，EFが中心として日常診療で汎用されてきた。一方，金沢大学中嶋先生を中心にこれらのパラメータを自動的に算出する方法がいくつか開発され，現在ではPC用のフリーウェアとして利用できる。

Heart Score View (HSV) は，各種心筋パラメータをブルズアイ表示上に定量的に表示でき，虚血心筋量（% ischemic）の算出も自動的に行える。Heart Function View (HFV) は心機能を定量的に表示でき，かつphase analysisを用いて位相や振幅解析も行える。

心臓核医学における予後評価に使用されるパラメータは，SSSやEFを用いたものがこれまでの主流であった。しかし，個々の患者において性別，年齢，リスクファクター（喫煙，糖尿病，慢性腎臓病など），心電図変化などを加味すればより正確にリスク層別化や予後予測が可能であることに注目して，J-ACCESS研究から定量的予後推定法を考案した。心事故発生確率に関する多変量ロジスティック回帰モデルから糖尿病，年齢，

SSS，EFおよびeGFRが有意な予測パラメータとして抽出され，個々の患者においてこれらのパラメータ値を挿入することにより，定量的に心事故発生確率が求められ定量的予後推定が可能となった。これを Heart Risk View（HRV）と名付けた。現在は Heart Risk View-S を用いて予後予測に加え，コロナリー・インターベンション前後の治療効果の判定や虚血性心疾患のみならず糖尿病や慢性腎臓病患者の教育・啓蒙にも役立つことが示唆された。

今後の展開として，心筋SPECTにおいてもデータ収集・処理および読影・レポーティング作成などの過程の中で人工知能（AI）が応用されることが推察される。さらに，心筋SPECTと臨床データと併せてimage-based CADとして冠動脈疾患の治療方針の決定など診断支援システムの開発などが考えられる。「心筋SPECTとAI」の時代においても，心筋SPECTがさらなる Gate Keeper としての役割を果たしていくように，AIを活用することが求められることになる。

（注記）心筋SPECTにおける留意点

- タリウム（Tl）は負荷時1回静注のみで，早期像（初期分布）および晩期像（再分布）を得られる利点がある。しかし，被ばく線量は多く，かつSPECT画質は劣る。
- テクネチウム標識心筋血流製剤は負荷時および安静時の2回静注を施行することが多い。心電図同期心筋SPECTにより心筋血流・心機能の同時評価が行える。かつ，被ばく軽減が行え，SPECT画質は優れている。
- 心筋ソフトウェア「Heart Risk View-S」はわが国発のJ-ACCESS研究の成果として得られたもので，他に類をみない定量的予後推定が行えるものであり，多いに活用していただけるとありがたい。

参考文献

1）西村恒彦（編）：BRAND NEW心臓核医学－機能画像が病態を捉える－．金原出版，2012

1 検査方法

1 心筋血流イメージング剤と投与回数

3種類ある心筋血流イメージング剤の比較の概要を表1に示す。^{99m}Tc標識製剤では心筋停留性が高いのに対して、^{201}Tlでは再分布現象があり、経時的に心筋の分布が変わる。前者では負荷検査において、通常負荷時と安静時にそれぞれ1回ずつRIを投与するのに対して、後者では負荷時にRIを投与して負荷時血流を反映する早期像を撮像し、時間経過を待ってから安静時血流・心筋バイアビリティを反映する再分布像を撮像する。

	^{201}Tl	^{99m}Tc-MIBI	^{99m}Tc-tetrofosmin
集積機序	能動輸送	拡散，膜電位	拡散，膜電位
心筋集積率	約3%	2%弱	2%弱
初回循環抽出率	85〜90%	Tlより低値	Tlより低値
標識方法	―	100℃加熱	室温で放置
撮像開始時間	10〜15分	30分以降	30分以降
再分布現象	有	わずか	わずか
負荷検査での投与回数	通常1回	2回	2回
緊急検査への対応	不可能	可能	可能
ファーストパス法	不可能	可能	可能
ゲート法	可能（やや困難）	可能	可能
核種の半減期	約73時間	約6時間	約6時間
光子エネルギー	70〜80keV	140keV	140keV

表1 心筋血流イメージング剤の比較

2 安静時検査

安静心筋血流SPECTでは安静時に1回RIを投与して、所定の時間が経過してから通常1回のSPECT撮像を行う。^{201}Tlでは投与後10〜15分程度で、^{99m}Tc標識製剤では投与後30分以上空けてから撮像を開始する。

撮像開始時間が早すぎると^{201}Tlでは肺野の集積が、^{99m}Tc製剤では腹部臓器の集積が高くなり、画質が悪くなることがある。

^{201}Tl、^{99m}Tc製剤とも安静時にトレーサを投与し、経時的に2度のSPECT撮像を行う場合がある。この安静時投与後の遅延像撮像は、^{201}Tlの場合には心筋viabilityの詳細な評価を目的として、^{99m}Tc製剤では心筋細胞内での保持にミトコンドリアの膜電位が関与するため、ミトコンドリア機能異常の際に現れるトレーサの保持障害を検出する目的で行われる。

3 負荷時検査

負荷心筋血流SPECTのプロトコールは製剤により異なり、同一の製剤でも何通りかある。ここでは代表的なものを述べておく。

▶ 1) ^{201}Tlを使用する場合（図1）

a. 負荷—再分布法　アイソトープの投与は負荷時に1度のみで（74〜111MBq投与）、負荷時撮像は投与後数分から10分で開始するが、呼吸数、心拍数の多い場合などは後述する体動にともなうアーチファクトを防ぐために適宜遅らせる。再分布像は3〜4時間後に撮像する。

b. 再静注法, 24時間遅延撮像法　重症虚血例での不十分な再分布のために負荷—再分布法において生じる虚血やviabilityの過小評価を防ぐための方法である。再静注法では負荷時撮像終了後すぐに37MBq程度の追加投与を行う場合と、時間を置いて安静時撮像の前に追加投与する場合とがある。24時間後の遅延像撮像法は追加投与をせずに24時間後に撮像を追加するものであり、画質が劣る点が短所である。

▶ 2) ^{99m}Tc心筋血流製剤を使用する場合

c. 1日法　^{99m}Tc心筋血流製剤（MIBI、tetrofosmin）では再分布現象が著明でないため、負荷時と安静時にそれぞれアイソトープを投与する（図2）。この2回の投与を1日で行うものが1日法である。負荷検査を先に行う方法（負荷/安静法）と安静検査を先に行う方法（安静/負荷法）がある。いずれの場合も初回検査後のアイソトープの残存を打ち消すために、2回目の検査では投与量を2〜3倍にする（検査間隔が短いほど投与量の差を大きくする）。投与量の合計は1,110MBq程度を目安にする。負荷検

図1 負荷心筋血流検査プロトコール（^{201}Tl使用）

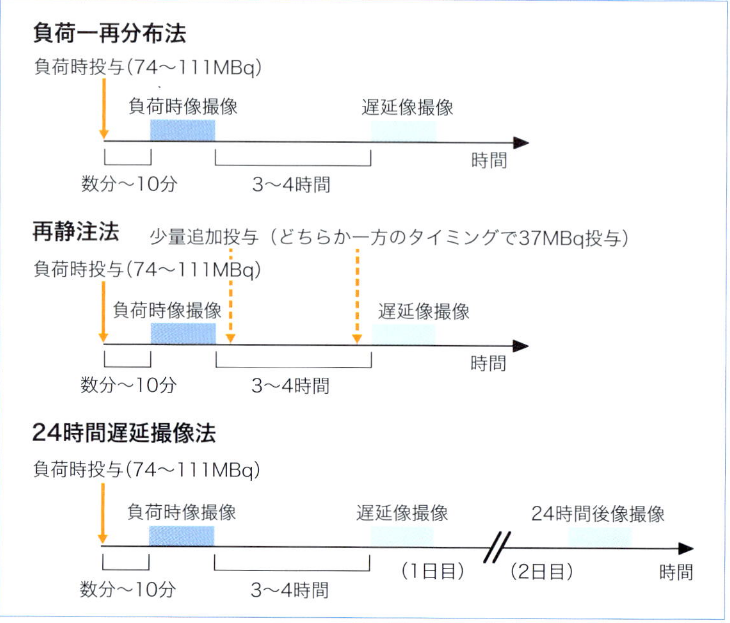

負荷―再分布法
負荷時投与（74〜111MBq）
負荷時像撮影
遅延像撮影
数分〜10分　3〜4時間　時間

再静注法　少量追加投与（どちらか一方のタイミングで37MBq投与）
負荷時投与（74〜111MBq）
負荷時像撮影
遅延像撮影
数分〜10分　3〜4時間　時間

24時間遅延撮像法
負荷時投与（74〜111MBq）
負荷時像撮影
遅延像撮影
24時間後像撮影
数分〜10分　3〜4時間　（1日目）（2日目）　時間

『負荷心筋血流イメージングポケットマニュアル』（中田智明 監．メディカルレビュー社）より転載。

査での投与量が多い安静/負荷法の方が負荷時画像の画質がよいために診断しやすいが，わが国では従来の^{201}Tlでの負荷検査に手順が近い負荷/安静法が多く用いられる印象を受ける。負荷/安静法では，先行する負荷時検査の画像において明らかに正常であると判断されれば，安静時検査を省略してコストと検査時間の低減をはかる方法も存在する。腹部臓器の集積の洗い出しを待つために，投与から撮像開始までは運動負荷で15分以上，薬剤負荷や安静では30分以上の間隔をとる。

④**2日法**　安静時検査と負荷時検査の日を変えて行うもので，双方の投与量を300〜600MBq程度とする（図3）。負荷時検査，安静時検査間での相互の影響がなく，双方の投与量をある程度以上確保できる利点がある反面，検査室に2度訪れる必要があるため，特に外来患者の場合には不便である。1日法の負荷/安静時法と同様に，先に負荷時検査を行って明らか

図2 負荷心筋血流検査プロトコール（1日法：99mTc製剤使用）

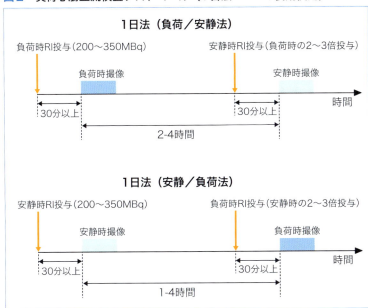

『負荷心筋血流イメージングポケットマニュアル』（中田智明 監.メディカルレビュー社）より転載。

図3 負荷心筋血流検査プロトコール（2日法：99mTc製剤使用）

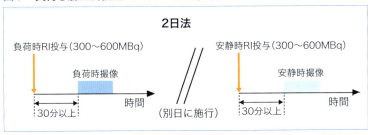

『負荷心筋血流イメージングポケットマニュアル』（中田智明 監.メディカルレビュー社）より転載。

に正常であると判断されれば，安静時検査を省略する場合がある。

4 データ収集

　SPECTデータ収集時間は装置の感度や画像マトリックスなどにより異なるが，通常15〜30分程度とし，小児や重症例などで検査台上にて静止を保つことが困難な場合には，収集時間の短縮を考慮する。視野の中心に心臓が位置するように検出器を回転させる特殊な仕組みを備えたガンマカメラや半導体検出器を備えたカメラにおいては，数分間のSPECT撮像で良好な画像が得られる。これらの新しい装置ではその高感度を利用して，短時間収集のSPECTを連続的に撮像することで，血中と心筋のカウントの経時変化を把握し，このデータから局所心筋血流量や血流予備能の定量を行うことが可能となっている。

　投影データの収集角度は使用する装置の形態などにより異なる。3検出器型装置では360°収集で検査されることが多い。2検出器型装置ではさまざまで，2検出器が対向している装置では180°回転の360°収集が多く用いられ，2検出器を直交させることのできる装置では90°回転の180°収集により検査時間の短縮が可能である。2検出器の交差角度が可変の装置もあり，独自の交差角度と収集角度の設定により左前斜位を中心にデータを収集する。心筋SPECT専用装置では検出部分が回転しないものもある。180°もしくはそれ以下の角度での収集と360°収集には一長一短があり，前者は病変部のコントラストがよい一方で，後者はアーチファクトの現れ方が少なく，定量的なデータを得る際に有利である。各投影データは4度から6度ごとのサンプリング角度で収集される。

　データ収集法としては，検出器の回転中に連続的にデータを収集し，あとからサンプリング角度ごとのデータに変換する連続収集と，サンプリング角度ごとに回転を停止し，その位置でデータを収集するステップ収集がある。ステップ収集では有効なデータ収集時間がカメラの作動時間よりも短いという短所がある一方で，画像収集メモリーが少なくてすむことなどから，心電図同期収集は通常こちらで行う。連続収集では画像の空間分解能がわずかに劣るものの，通常の検査においては問題とならない。

2 運動負荷／薬剤負荷

1 運動負荷

　　最も一般的な負荷方法であり，生理的な状態に近い負荷がかかる，同時に心電図による虚血の判定も可能，各症例の体力に応じた範囲での虚血の評価が可能，負荷量が予後情報となるなどの利点がある。一方で，運動能の低い症例やエルゴメータを使用する場合には自転車こぎに不馴れな症例などでは，十分な負荷量が得られず虚血の検出感度が下がる，負荷後早期に血液SPECT撮像を行うと得られる画像に体動アーチファクトが現れる可能性がある等の欠点がある。安全性，施行の手間などを総合的に考慮すると，運動が可能で血圧上昇がその症例に悪影響を及ぼさないと考えられる場合には運動負荷が第1選択の負荷法となる。

　　運動負荷には各種の方法があるが，自転車エルゴメータもしくはトレッドミルによる漸増多段階運動負荷が広く行われている。検査前は絶食とするが，脱水防止のため水分は適宜摂取する。エルゴメータ負荷では通常50Wより開始し，3分ごとに25Wずつ上昇する。疾患の重症度や被検者の運動能力に合わせて25Wから開始してもよい。表2に示すような終了点まで負荷を継続し，最大負荷時にRIをボーラスで投与する。RIの心筋への到達が瞬時に完了するわけではないため，投与後1ないし2分は負荷を継続する必要があり，投与後の負荷分も考慮に入れてRI投与のタイミングを決めることが重要である。トレッドミルを使用する際にはBruceの方法等による負荷を行う。

2 アデノシン負荷

　　アデノシン負荷は薬剤負荷の第1選択となり，運動の施行困難な症例には通常この方法で行う（表3）。動脈瘤を有する場合など血圧上昇の防止

(1) 疲労,呼吸困難
(2) 胸痛
(3) 年齢別最大心拍数の85〜90％に達した場合
(4) 心電図ST変化（2mm以上*の低下,上昇）
(5) 最大血圧が230mmHgを超えた場合
(6) 血圧低下,重篤な不整脈などの副作用発生時

表2　運動負荷の終了基準
*有意とみなすST変化の程度は心電図の波形などにより異なる

(A) 下肢の運動困難がある場合
　　＊高齢者
　　＊ASOなどの下肢動脈閉塞性疾患
　　＊膝関節症,下肢麻痺,その他
(B) 負荷中の血圧上昇の防止が必要な場合
　　＊動脈瘤
　　＊高血圧症例の一部
(C) 負荷中の心拍数上昇にともなう偽陽性所見の軽減目的
　　＊完全左脚ブロック

表3　アデノシン負荷の主な適応

が必要な症例の負荷検査にも本法を選択する。後述するように完全左脚ブロックの症例においては，冠動脈に有意狭窄がない場合でも中隔を中心とする血流低下所見を呈することがあり，心拍数の上昇する運動負荷ではこの影響が出やすいため，アデノシン負荷が推奨される。

　心臓の負荷試験において一般にみられる副作用の他に，頭痛・頭重感，血圧低下，悪心・嘔吐，熱感，呼吸困難といった副作用を認めることがある。気管支攣縮の副作用があり，気管支喘息の症例や慢性呼吸器疾患などで呼吸機能の低下が著明な症例には施行を避けるべきである。血圧低下作用があるため，安静時から血圧の低い症例においても注意を要する。副作用発現時には投与の減量や停止，拮抗薬であるアミノフィリンの使用などを考慮する。かつて負荷用薬剤としてよく用いられたジピリダモールと比較して，血中からの消失が速いために副作用発生時の対処が比較的容易で

あるが，房室ブロックを起こしやすい点に注意する。

　検査前は絶食とし，カフェインを含む飲み物を制限する。この際に脱水にならないように注意する（特に夏季）。通常は1分間あたり120μg/kg/分を6分間持続静注し，静注開始後3分の時点でRIをボーラスで投与する。アデノシンとRIを投与するルートを別々に確保する場合（2ルート法）には問題とならないが，同一ルートから投与する場合（1ルート法）ではRI投与時にライン内に残存しているアデノシンが急速に静脈に入り副作用を生ずる可能性があるため，この残存アデノシンの量が最小限になるように工夫してラインを組むが必要である。

　心筋の酸素消費量の増加は少ないため，coronary stealを生じなければ通常虚血は起こらない。したがって運動負荷やドブタミン負荷と比較して負荷時もしくは負荷後の心機能を評価することの意義はやや低いが，重症虚血例では虚血後の気絶心筋や一過性左室内腔拡大が観察される（後述）。

3　選択的アデノシンA2A受容体作動薬による負荷

　図4に示すようにアデノシン受容体は作用が異なるいくつかのサブタイプから成る。アデノシンならびにアデノシンの作用を介して血管を拡張させるジピリダモールは，すべてのタイプのアデノシン受容体に影響を及ぼし，頻度が高い副作用の原因となっている。房室ブロック，徐脈，呼吸困難などの副作用の発現をおさえつつ，目的となる冠動脈拡張作用を有するアデノシンA2A受容体に選択的に作用する負荷用薬剤が近年米国において使用されている。代表的なA2A受容体作動薬であるregadenosonは，血中半減期がアデノシンよりも長く，作用持続時間が2分程度ある。ボーラスで負荷薬剤を静注し，約30秒後にRIをボーラスで投与するプロトコールで検査が可能であり，きわめて簡便である。わが国においても導入されることに期待したい。

4　ドブタミン負荷

　心筋酸素消費量を増加させる薬剤負荷方法としてドブタミン負荷があ

図4　アデノシン受容体のサブタイプと作用

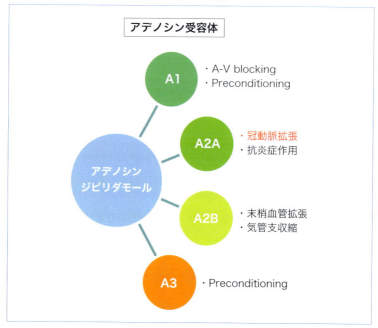

る。5μg/kg/分より開始して10, 20, 30, 40μg/kg/分まで3分ごとに増量し，運動負荷と同様に終了点においてRIを投与して，RI投与後2分間ドブタミンの投与を継続する。40μg/kg/分が最大投与量である。

3 読影／解析法

1 読影法と注意点

▶ 1）各画像の使用法

　SPECTのデータ処理において，横断像（transaxial），短軸像（short axis），水平長軸像（horizontal long axis）ならびに垂直長軸像（vertical long axis），が作られるが，短軸像，水平長軸像，垂直長軸像をスライスごとにならべて表示されたものを視覚的に読影もしくは定量解析することが主に行われる（図5）。これに加えてブルズアイマップ（極

図5　心筋血流SPECTの各断層像

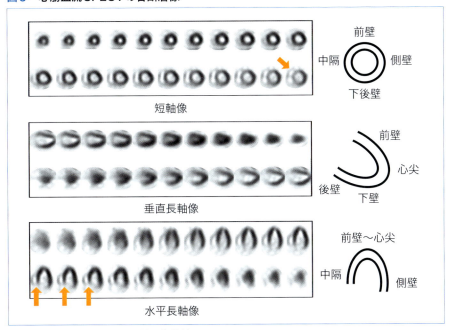

矢印は膜様部にともなう生理的な集積低下。

図6 ブルズアイ表示（極座標表示）

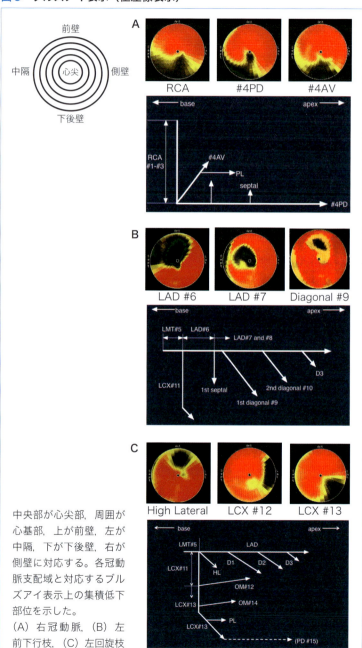

中央部が心尖部，周囲が心基部，上が前壁，左が中隔，下が下後壁，右が側壁に対応する。各冠動脈支配域と対応するブルズアイ表示上の集積低下部位を示した。
（A）右冠動脈，（B）左前下行枝，（C）左回旋枝

座標表示，polar map）が視覚的読影ならびに定量解析に繁用される（図6）。これは短軸像を各スライスにおける最高カウントをもとに正規化した結果を，心尖部を中心とした同心円上に重ねたものであり，左室全体のカウントの分布を1枚の画像で把握できる利点があるが，心基部寄りの拡大率がより高くなる点や心尖部近傍と心基部近傍では誤差を生じやすい点に注意を要する。

　読影の手順として1例を挙げるが，はじめにブルズアイ画像を見て左室全体のカウント分布の概観を把握し，次いで冠動脈3枝領域の血流が1つのスライスに含まれている短軸像を中心に所見を拾っていく。短軸像では心尖部や心基部の読影が困難であるため，必ず水平長軸像と垂直長軸像を見る（図7）。中隔と側壁の血流の比較には水平長軸像を前壁と下後壁の血流の比較には垂直長軸像を適宜参照する。所見の拾いすぎ（overdiagnosis）を防ぐために読影はモノクロ画像を中心に使用し，軽

図7　短軸像と長軸像の併用による心筋SPECTの読影

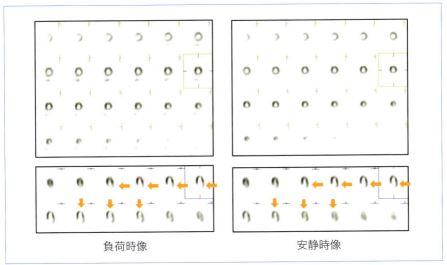

同一症例の左が負荷時像，右が安静時像。上の短軸像のみでは負荷時と安静時の血流分布の差を読み取ることができないが，下の水平長軸像では心尖部と高位側壁の基部寄りに限局性の血流低下が負荷時のみで見られる（矢印）。

図8 乳頭筋接合部における高集積

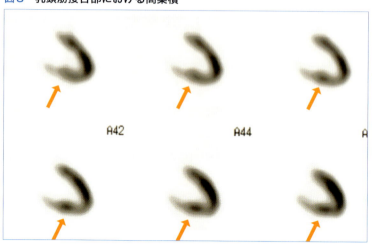

乳頭筋の左室接合部では集積が高い（矢印は後乳頭筋と左室との接合部）。

度の血流の差が強調される傾向にあるカラー画像は補助的に使用する。

▶2）正常像とバリアント

　健常者であってもSPECT像のカウント分布は均一であるとは限らない。前壁，側壁と比較して体深部の下後壁や中隔の集積は低く描出されることが多い。これは心筋各部位から放出された光子が吸収により減弱する程度が心筋部位に依存して異なることによる。中隔の心基部寄りは膜様部に移行するために心筋の量が少なく，低集積として描出される（図5矢印）。一方で，乳頭筋が左室壁と接合する部分は複数のスライスで連続する高集積のスポットとして描出される（図8）。この部位を正常，他の部位を集積低下と読まないことに注意する（特に高位後壁）。心尖部は通常他の部位よりもやや集積が低く（normal apical thinning），心拡大のある症例では目立つ。この所見が見られない場合には心尖部肥大の可能性も考慮する（図9）。肺野のバックグラウンドは低く，右室壁は描出されないもしくは淡く描出されるにとどまる。肺野や右室の集積亢進は肺うっ血や右室負荷を示唆する所見である。

　正常バリアントにも注意する（図10）。男性では特に肥満のある場合に

図9 正常例での心尖部の集積低下

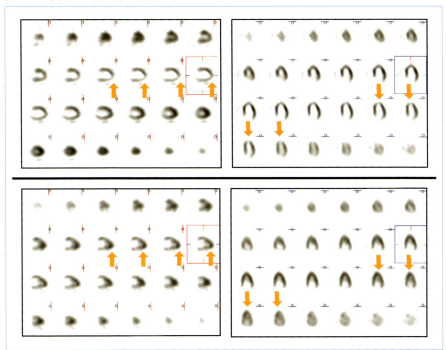

上段は軽度の心拡大のある血流正常例，下段は比較的軽度の心尖部肥大型心筋症の症例の画像で，矢印で示した心尖部の集積は正常例では限局性に低下しているが，心尖部肥大型心筋症の症例ではこの所見が消失し，むしろやや集積が高めである．正常例で見られる心尖部の集積低下は心拡大がある方が目立つ．

は横隔膜下組織による吸収の影響で中隔，下後壁の集積が低く，女性では乳房による吸収で前壁から心尖部付近の集積が，小児では前側壁の集積が低めに描出されることがしばしばある．症例の年齢や性別を考慮して読影することが重要である．

▶ 3) 負荷検査での読影

　負荷検査での読影は負荷時像と安静時像との比較により行われる（図11）．負荷時において血流低下を認め，負荷時から安静時にかけて再分布（^{99m}Tc標識製剤ではfill-inと呼ぶ）が見られる場合には虚血の存在が，負

図10 心筋血流SPECTの正常バリアント

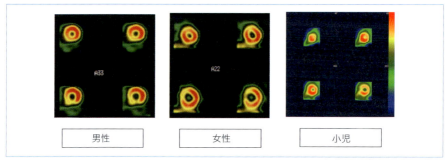

男性では下後壁，女性では前壁，小児では前側壁の集積が低めに描出されることがしばしばある。

図11 虚血と梗塞の診断

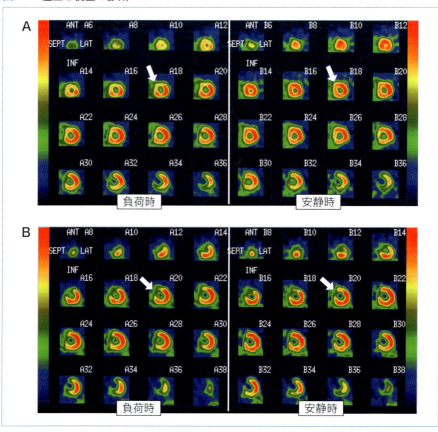

Aは左前下行枝領域の虚血症例の，Bは同領域の梗塞症例のSPECT短軸像で，前者では負荷時から安静時にかけてfill-inを認め，後者では見られない（矢印）。

図12 心機能を考慮した虚血の診断

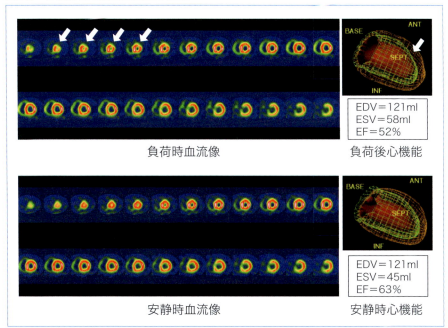

上は負荷時，下部は安静時のデータで，血流画像（左）では前壁末梢（対角枝領域）に虚血が見られるが，血流低下が限局性でややわかりにくい。同時に取得された心機能解析（QGS）のデータ（右）では安静時と比較して負荷後において血流低下部位での壁運動の低下を認め，左室駆出率も低下している。矢印は虚血部位を示す。

荷時，安静時双方において見られる血流低下は梗塞の存在が示唆される。負荷時で血流が低下し，再分布が見られるもののなお安静時で血流低下が残存する場合は（不完全再分布あるいは不完全fill-inと呼ぶ），虚血と梗塞の混在を意味する。

　負荷検査での読影の場合は，上記の血流所見以外に虚血を示唆する補助的な所見がある。安静時と比較して負荷時に見られる左室内腔の拡張は一過性左室内腔拡大（transient ischemic dilatation：TID）と呼ばれ，心内膜下の血流低下や心内腔体積の拡大による所見と考えられている。また次項で述べられている心電図同期SPECTが行われた場合には，安静時と

図13 梗塞と吸収によるアーチファクトとの鑑別

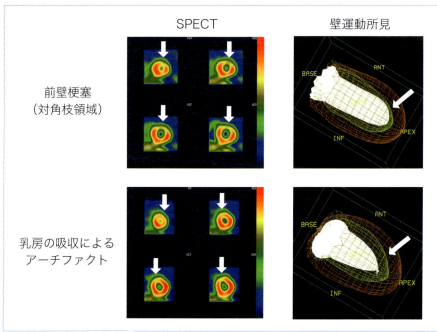

上は対角枝領域の梗塞症例で，下が女性の正常例。左のSPECT短軸像では前壁の集積低下（矢印）が梗塞かアーチファクトかの鑑別が問題となるが，右の心機能解析（QGS）では同部に梗塞例でのみ壁運動の低下が見られる。下の症例で見られる集積低下は乳房の吸収によるアーチファクトと判断される。

比較して負荷時に局所的あるいは全体的に見られる心機能低下の所見は虚血後の気絶心筋（post-ischemic stunning）と呼ばれ（図12），これも虚血を示唆する補助所見である。

▶ 4) 画像アーチファクトと読影上の対策

SPECT像は多くの画像処理過程を経て作成されるが，各課程においてある程度必然的に存在する要因が重なり合い，最終画像でさまざまな種類のアーチファクトを生ずることがある。ここでは最も頻度の高い3種類のアーチファクトについて概説する。

a. 吸収によるアーチファクト（attenuation artifact）　前述のごとく光

図14 体動アーチファクト

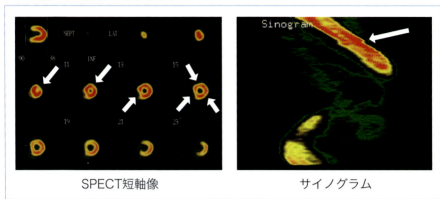

SPECT短軸像（左）では冠動脈疾患としては分布が合わない複数の集積低下を認める（矢印）。サイノグラム（右）では曲線に滑らかではない部分があり（矢印），体動があることが把握できる。

子の吸収にともなうアーチファクトは日常臨床において最も遭遇する頻度が高く，最も悩まされるアーチファクトでもある。

　対策として読影の際に再構成画像以外の周辺情報を極力参照することが肝要である。この周辺情報には症例の年齢，性別，体格，臨床データ（心電図所見，心エコーでの壁運動所見など），再構成画像以外の画像データ〔planar像（平面像），投影像，心電図同期SPECTの壁運動所見など〕が含まれる（図13）。

b. 体動アーチファクト（motion artifact）　SPECTデータ収集中の体動により生ずるアーチファクトが体動アーチファクトである。体動は検査台に対する体の動きのみでなく，胸郭に対する心臓の動きなども要因として含まれ，運動負荷後の収集中における過呼吸の解除により生ずる横隔膜と心臓の頭側への移動（upward creep）も体動アーチファクトの原因として知られている。

　体動アーチファクトでは冠動脈の支配域と一致しない局所的な集積低下が多発することが多い（図14）。投影データやサイノグラムから体動を示唆する所見を読み取るといったことが対策として挙げられるが，画像処理中に診療放射線技師が気付くことも多く，読影者に指摘してもらうとよ

図15 ストリークアーチファクト

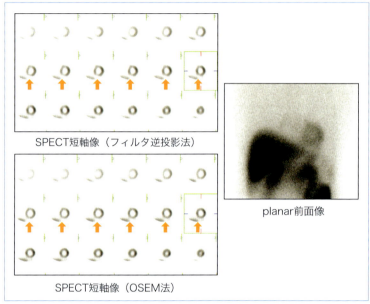

planar前面像から肝臓の集積と心筋の集積が近接していることがわかる。この影響により，左上のフィルタ逆投影法で作成した画像ではアーチファクトによる下後壁の集積低下が見られるが，OSEM法による再構成を行うことでアーチファクトが軽減される（矢印の部分で改善効果が見られる）。

い。

c. ストリークアーチファクト（streak artifact） 投与されたRIの腹部臓器への集積が高く，かつこの集積が心臓に比較的近接して存在する場合に見られるアーチファクトで，当該部位の心筋集積の低下として現れる（図15）。^{201}Tlよりも腹部臓器への集積が顕著な^{99m}Tc製剤でしばしば見られ，運動負荷時よりも腹部臓器の血流が相対的に高い安静時や薬剤負荷時の画像でよく見られる。

対策としては吸収によるアーチファクトと同様に集積低下部位の壁運動所見などの周辺情報を考慮して読影することと，画像再構成法をフィルタ逆投影法からOSEM法［期待値最大化法（ordered subset expectation

図16 完全左脚ブロック症例で見られる中隔を中心とする血流低下

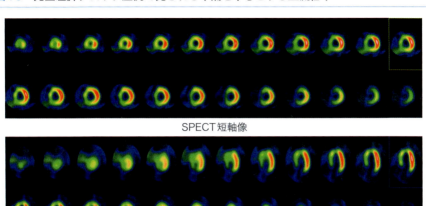

SPECT短軸像

SPECT水平長軸像

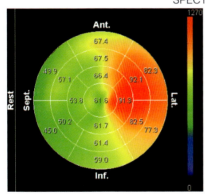

心筋血流極座標表示

SPECT短軸像，水平長軸像，極座標表示では中隔を中心とする血流低下が見られる。心電図同期SPECTによる左室同期性の解析から，側壁側と中隔側との間で壁運動の時相にずれがあることがわかる。

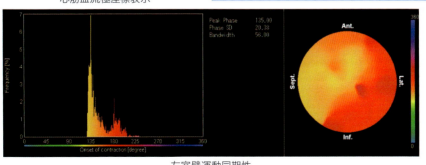

左室壁運動同期性

図17 心肥大がスペアされた部位での相対的低集積

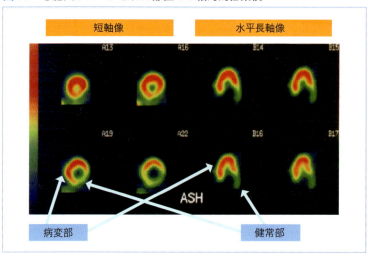

非対称性中隔肥大（asymmetric septal hypertrophy：ASH）症例の血流SPECT像。肥大がスペアされた後側壁の集積が相対的に低く描出され，遠位回旋枝領域の冠動脈病変と紛らわしい。

maximization法）］に変更するとアーチファクトが軽減することが挙げられる。

▶ 5）症例側の要因で発生するピットフォール

アーチファクトではないが，症例側の要因で冠動脈疾患と紛らわしい所見を呈することがあり，以下のようなピットフォールをよく経験する。

a. 完全左脚ブロック　完全左脚ブロックの症例においては，冠動脈に有意狭窄がない場合でも中隔を中心とする血流低下所見を呈することがしばしばある（図16）。低下範囲は症例により差異があり，全く血流低下を認めないことがある一方で，中隔を中心に前壁や下後壁に及ぶ広範な血流低下を呈することもある。負荷時から安静時にかけてfill-inが見られるものと見られないものがある。前述のごとく心拍数の上昇する運動負荷ではこの影響が出やすいため，アデノシン負荷が推奨される。

b. 心肥大　心肥大の肥大部位では冠動脈に有意狭窄がない場合でも血流

予備能が低下する場合があり、負荷心筋血流SPECTで肥大部位に関連した負荷時での相対的な血流低下と安静時でのfill-in、肥大部位での安静時における相対的高集積が見られることがある。安静時の高集積が目立つ例や負荷時の血流低下の分布が冠動脈疾患としては合わない例では血流予備能低下の原因としての肥大に気付きやすいが、そうでない場合にはエコーなどでの壁厚に関する情報がなければ認識しにくい。また肥大部での高集積のために、肥大がスペアされた部位で血流が低下しているように見える場合があり、注意を要する（図17）。

4 臨床応用

1 虚血の評価

▶ 1）虚血の検出能

　負荷心筋血流SPECTの虚血の診断能についてはこれまで多くの報告があり，冠動脈造影所見をゴールドスタンダードとした際には，症例ごとの評価では感度は80〜90％程度，特異度は80〜95％程度，冠動脈枝ごとの評価では感度は70〜90％，特異度は80〜95％程度とされている。^{99m}Tc製剤は^{201}Tlとの比較において，感度はほぼ同程度，特異度は同程度もしくはやや優ると考えられている。特異度の面で^{99m}Tc製剤が有利である理由として中隔，下後壁といった体深部でも吸収による影響が比較的少ないことによる良好な画質の寄与が考えられる。

▶ 2）他のモダリティとの比較

　心筋血流SPECT，心臓CT，心臓MRIの特徴の比較を表4に示す。

a. 冠動脈CTとの比較　冠動脈CTの狭窄病変の検出能は石灰化などで評価不可能な部位を除くと，冠動脈枝ごとの評価で感度は80〜95％程度，特異度は85〜95％程度とされ，陰性的中率がきわめて高い（97〜99％程度）ことが知られている。したがって冠動脈CTが正常所見で，SPECTにおいて血流低下を認める場合は，SPECTの偽陽性（アーチファクト等による）もしくは冠動脈閉塞後の自然再疎通やスパズム解除後の心筋ダメージの残存が原因として考えられる。これらの頻度は比較的低く，冠動脈CT正常所見例のうちの10％程度であるとされる。

　一方で，負荷心筋血流SPECTと冠動脈CTの所見に乖離を生ずる場合で多いのは上記とは逆のパターンで，冠動脈CTにおいて狭窄があり，SPECTで血流が正常である場合である。冠動脈CT異常例の半数程度で見られるとされる[3]。このパターンの乖離の原因として，多枝病変例での

	心筋血流SPECT	心臓CT	心臓MRI
放射線被ばく	あり	あり	なし
被検者の拘束時間	長い	短い	やや長い
装置のスループット	良い	冠動脈のみの撮像では良い	悪い
造影剤・トレーサの集積機序	心筋細胞に摂取保持される	心筋細胞外を通過	心筋細胞外を通過
造影剤・トレーサの副作用	問題となる副作用なし	あり	あり
負荷をかける場所	負荷室	撮像装置上	撮像装置上
高心拍の影響	少ない	大きい	大きい
不整脈の影響	あるが少ない	大きい	大きい
運動負荷	可能	通常不可能	通常不可能
ペースメーカ装着者	通常検査可能	制限あり	制限あり
血流と冠動脈形態の同時評価	不可能	可能だがやや難	可能
血流と心機能の同時評価	可能	可能	可能
空間分解能	劣る	きわめて優れる	優れる

表4　虚血評価におけるMRIと血流SPECTとの比較

各病変部位による虚血の程度がほぼ同等で（balanced three-vessel disease），相対的なカウント分布で判断するSPECT画像上で異常として認識されない場合もあり得るが，頻度は多くない．むしろ，冠動脈狭窄があっても実際に虚血・血流低下として影響していないことが主な原因と考えられる．

b. 心臓MRIとの比較　虚血評価においてMRIでは，位置決め撮像から負荷，造影剤投与，データ収集までの一連の過程において，撮像装置は検査台上の被検者によって占有されることになり，装置のスループットが悪い．一方で，SPECTでは蓄積型のトレーサを用いるため，負荷は撮像装置とは別の場所で行われ，被検者が検査台上にいるのはデータ収集時のみでよい．

MRIでは放射線被ばくがないという長所があり，SPECTに比べて空間分解能に優れるため，心内膜下虚血の検出感度もよく，このことは後述す

るviability評価においても効いてくる。MRI, SPECTとも心筋血流と心機能の同時評価が可能であるが，MRIではさらに冠動脈の形態評価も可能で（検査時間は長くなるが），いわゆるone-stop shoppingという観点からは最も優れたモダリティである。

2 心筋viabilityの評価

心筋にviability（バイアビリティ：生存性）があるということは，血行再建後に壁運動の改善が期待できる状態であると臨床的には定義される。心筋血流SPECTでは安静時に投与されたトレーサが病変部にどの程度取り込まれるかでviabilityを判定する。この際に最大集積部位のカウントに対する病変部のカウントの割合である％ uptakeという定量指標がしばしば用いられる。％ uptakeが50％程度あれば，血行再建後に壁運動の改善が期待できることが経験的に知られている。^{201}Tlを用いる場合には安静時にトレーサを投与し，その遅延像で解析することによりバイアビリティ評価の精度が向上するといわれている。

心筋血流SPECTによるviability評価では感度はエコーと同等もしくはそれ以上，特異度においてやや劣る傾向がみられる。これはリモデリングを生じた症例や広範な梗塞のある症例では「シンチグラム上viabilityあり」と判定しても血行再建後に壁運動が改善しないことがしばしばある点などが理由として考えられている。このことからviability評価には血流情報のみでなく，心機能情報や心内腔体積指標なども加味する必要があり，心電図同期心筋血流SPECTの有用性が示唆される。

3 心不全への臨床応用

心不全では心電図同期SPECTを用いた心筋血流検査から得られるさまざまな指標が有用である。虚血性心不全の症例で得られた画像ならびに解析結果を図18に示す。

▶ 1) 原因診断

心不全の原因が虚血性か非虚血性かを鑑別する際に心筋血流SPECTが一助となる。血流低下が著明で広範であるほど冠動脈疾患の可能性が高い

図18 虚血性心不全症例での心電図同期心筋血流SPECT

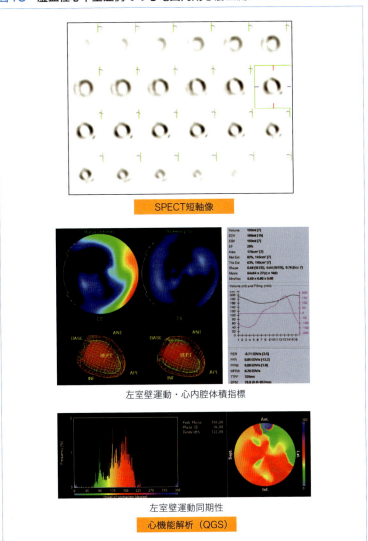

上のSPECT短軸像では安静時において左前下行枝領域，右冠動脈領域に血流低下を認め，梗塞が示唆される。QGS解析データからは心拡大と心機能低下（左室駆出率20%）が把握できる。さらに梗塞領域での収縮時相の遅れを認め，左室同期不全があることがわかる。

が，非虚血性心不全例でも安静時血流低下や血流予備能低下が存在することがしばしばある。一方で，血流低下を認めない症例では非虚血性の可能性がきわめて高い。

▶ 2）重症度評価

心筋血流イメージングから得られる各種の指標は心不全の重症度評価にも有用である。非虚血性心不全の重症度評価には心電図同期SPECTから得られる機能指標が主に使用され，虚血性心不全においては安静時ならびに負荷時の血流低下指標も加わる。

▶ 3）心筋バイアビリティの評価

虚血性心不全において心筋viabilityを評価することで血行再建の適応や予後が評価される。

▶ 4）心内腔体積から得られる情報

QGSなどのソフトウェアにより心内腔体積の計測がルーチンの検査で可能となり，リモデリングの評価のみならず，予測においても使用されることがある。また内腔体積の絶対値のみでなく，左室長軸径に対する短軸径の比が予後指標として報告されている。長軸径に比較して短軸径が長い心拡大は入院を要するような心不全の増悪と関連するとされる。

▶ 5）治療適応の決定，治療効果予測，治療効果判定

冠血行再建術の適応，治療効果予測，治療効果の判定に使用される他に，β遮断剤，ACE阻害剤等による薬物療法や，再同期療法における適応決定，効果予測，効果判定に心電図同期SPECTが使用されることがある。左室同期不全の評価により再同期療法の治療効果判定を簡便かつ非侵襲的に行うことができる。

▶ 6）心不全例での予後評価

前述の重症度評価に用いられる各種のパラメータは予後指標としても有用であり，慢性心不全の予後評価においても本検査法は使用される。

4 予後評価およびリスク層別化

心筋血流SPECTは歴史が古いため，予後データの蓄積が豊富である。これまでに確立されたエビデンスの中で，日常臨床での症例のマネジメン

トのうえで最も重要であると考えられる以下の2点について述べる。

▶1）負荷心筋SPECT正常例における心事故の発生

心筋血流SPECT正常例での心事故の発生率がきわめて低いことが報告されており，心疾患による死亡頻度が高い欧米における報告でさえも年率0.5％前後である。したがって，負荷心筋血流SPECT正常例においては冠動脈造影などの侵襲的な検査による精査を避け，保存的に経過を観察するストラテジーが一般的にはとられる。

▶2）負荷心筋SPECTにおける虚血の重症度と治療法の選択

心筋SPECTから得られた予後情報は単にリスクの層別化のみならず，治療方針の決定に役立つ。虚血領域が広範な場合（左室全体の10％以上）には血行再建術を選択するのが，そうでない場合には保存的な薬物治療を選択するのが予後のうえからは好ましいとされている。

参考文献

1) 橋本順：心臓核医学の基礎と臨床－臨床編－．臨放　55：66-75，2010
2) 西村恒彦（編）：BRAND NEW心臓核医学－機能画像が病態を捉える－．金原出版，2012
3) Al Jaroudi W et al：Regadenoson: a new myocardial stress agent. J Am Coll Cardiol: 54: 1123-1130, 2009

1 原理と方法

1 原理と特徴

「Gated SPECT」は正式には「ECG-gated myocardial perfusion SPECT」の略であり，「心電図同期心筋血流SPECT」と訳される。心電図の情報と画像情報を同時に収集し，1心周期当たりの経時的な左室容積やカウントの変化を計測し，駆出率や拡張能，収縮同期不全などの心機能評価を行う（図1（a））。Gated SPECTにおける一連の心機能解析はほぼ自動化されていることから，同一検者内および検者間における計測値の再現性の高さが他のモダリティと比較した際の利点として挙げられている[1]。また，心臓カテーテル検査における左室造影やMRI，心臓超音波検査など他のモダリティによる心機能計測値との相関性も高い[2-4]。

2 方法

▶ 1) Gated SPECTに推奨される核種

Gated SPECTに関しては1心周期内で分割収集を行うため，十分なカウントが得られることが計測精度向上に欠かせない。心筋血流SPECTに用いられる放射性薬剤としては「^{99m}Tc製剤（Sestamibi, Tetrofosmin）」と「^{201}Tl」が挙げられるが，Gated SPECTには短半減期なため大量投与が可能で，物理的エネルギー特性もガンマカメラに適している「^{99m}Tc製剤」が収集カウントの量や画質の点から推奨される。^{201}Tlでも解析できるが半減期が長いため大量投与ができず，^{99m}Tc製剤と比較するとカウントが少なく，画質も劣ることから，計測精度は^{99m}Tc製剤より劣るため解析値の解釈には注意を要する。

図1 位相解析-収縮時相同定の原理

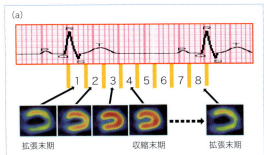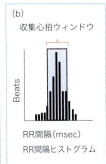

(a) Gated SPECTの収集原理：1心拍（＝R-R間隔）を8～16分割して収集し，図のように各時相（フレームとも表現される）の心筋血流データから心機能を解析する。
(b) R-R間隔ヒストグラム：Gated SPECT収集開始に際して被検者の心拍数を解析し，R-R間隔のヒストグラムから頻度の高いR-R間隔を中心に上下20％位のウィンドウを設定する。

▶ 2）収集心拍数の設定

多くのガンマカメラにおいては，Gated SPECTの収集に際して最初に収集心拍数の設定を求められる。計測精度向上のためには不整脈の除外が有効であるため，一定の心拍数のデータのみを収集するように設定する方法――たとえば「最も頻度の多い心拍数を中心に上下20％位のウィンドウを設け（図1（b）），1stepあたり50心拍収集する」などの設定が主流である。

しかし，上記の方法ではあらかじめ設定した心拍数から外れるデータは除外されるため，不整脈の頻度が多いと除外データの増加に伴い収集時間は長時間化する。そのため，心房細動など心拍不整が強い場合はこの収集心拍ウィンドウを広げて収集時間の長時間化を避けることが多いが，データの信頼性は低下するため注意を要する。

なお，最近の機種ではリストモードで収集し，一連のデータ収集が完了した後に不適切な心拍数除去を行ってから機能解析ができる機種もあり診療上有用性が高い。

3) R-R間隔分割数

　Gated SPECTでは心電図のR波に同期してR-R間隔（＝1心周期）を8〜16分割してカウント収集を行う方法が一般的である。また，使用核種との対応では，^{99m}Tc製剤では先述の通り収集されるカウント量が多く画質も良好であることから，分割数としては16分割が採用されることが多い。一方，^{201}Tlでは収集カウントが少なく画質も劣るため8分割と少ない分割数で収集することが多いと思われる。なお，近年利用可能となった半導体検出器搭載のガンマカメラでは^{201}Tlでも十分なカウントを収集可能で画質も高いため，16分割収集でも十分な機能解析が可能となっている。さらに一部の機種においては32分割収集が可能なものもあり，より詳細な機能解析が可能となっている。

　また，R-R分割数が多いほど時間-左室容量曲線がスムーズになることから計測値の精度は向上する[5]が，分割数の増加に伴い1フレーム当たりのカウントの低下から画質の劣化を来すため，使用機器や核種，さらには被検者の体格などに応じて適切な分割数を選択する。なお，拡張能評価には詳細な時間分解能を要するため可能ならば32分割収集が望まれる。

図2　R-R分割数の違いによる解析結果の相違

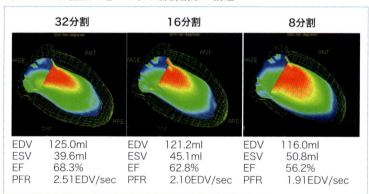

32分割	16分割	8分割
EDV　125.0ml	EDV　121.2ml	EDV　116.0ml
ESV　39.6ml	ESV　45.1ml	ESV　50.8ml
EF　68.3%	EF　62.8%	EF　56.2%
PFR　2.51EDV/sec	PFR　2.10EDV/sec	PFR　1.91EDV/sec

症例は60歳台男性で陳旧性心筋梗塞後の経過観察で心筋血流SPECTが施行された。同じ画像データでも分割数が異なると上述のように計測値が異なる。上段の3D表示においても分割数が少ないと収縮能が劣って見える。

図3 R-R分割数の違いによる解析結果の相違（n=10による検討）

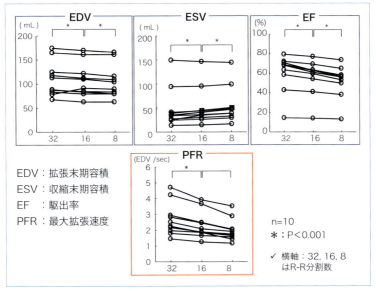

EDV, ESV, EFについては32分割・16分割・8分割でいずれの計測値の間に統計的な有意差が認められ，分割数によって計測値に有意な違いが見られることがわかる．拡張能の一指標であるPFRにおいては32分割とそれ以外の分割数では明らかな違いが認められ，拡張能評価には32分割収集が推奨される理由が理解される．

R-R分割数の違いによる解析結果の相違についての自検例結果を図2・3に示す．

3 Gated SPECTで計測される心機能の諸指標（図4）

1) 左室容積および駆出率

経時的な左室容量曲線（時間-左室容量曲線：図4上段）から最大容積値を拡張末期容積（End-Diastolic Volume：EDV，単位：mL）・最小容積値を収縮末期容積（End-Systolic Volume：ESV，単位：mL）としてその両者から駆出率（Ejection Fraction：EF，単位：%）が算出される．

図4 時間-左室容量曲線とその微分曲線から算出される左室機能指標（詳細本文参照）

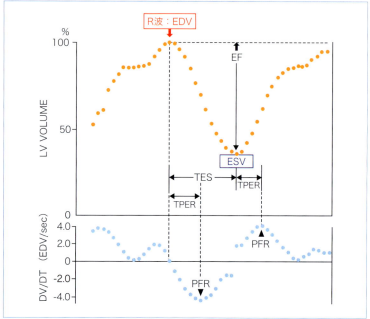

上段：時間-左室容量曲線
下段：時間-左室容量曲線の一次微分曲線

▶ 2）収縮能

時間-左室容量曲線を1次微分すること（図4下段）で最大駆出速度（Peak Ejection Rate：PER，単位：EDV/sec），拡張末期から収縮末期に至るまでの時間（Time to End-Systole：TES，単位：msec），拡張末期からPERまでの時間である収縮末期到達時間（Time to PER：TPER，単位：msec）等が求められる。

▶ 3）拡張能

収縮能と同様に時間-左室容量曲線の一時微分曲線から最大充満速度（Peak Filling Rate：PFR，単位：EDV/sec），収縮末期からPFRまでの時間（Time to PFR：TPFR，単位：msec）が求められる。なお，先述

の通り，拡張評価の精度向上には細かい時間分解能が必要となるため32分割収集が望まれる。

▶ 4）位相解析

周期的な現象を三角関数（正弦波＋余弦波など）を用いたフーリエ変換により近似し，定量的に解析する手法を位相解析法と呼び，様々な分野の解析に応用されている。Gated SPECTにおいては，一心周期あたりの関心領域内の心筋カウント変化に対して位相解析を適用することで，心筋局所の収縮時相を定量的解析することに利用され，後述の心臓再同期療法の治療適応決定や効果判定に応用されている。

4 解析ソフトウェア

世界的に最も頻用されているGated SPECT解析ソフトウェアはGermanoらが開発した「QGS：Quantitative Gated SPECT」[6]であるが，その他にもエモリー大学が開発した「Emory Cardiac Toolbox」やミシガン大学が開発した「Corridor 4DM」が有名である。また，近年日本ではHeart Risk View-F（日本メジフィジックス）やCardioREPO（富士フイルムRIファーマ）等が利用可能となり，ユーザーも増えている。ただし，ソフトウェア毎に心筋抽出のアルゴリズムが異なるため，各種計測値の絶対値は異なり，日本人を対象とした各ソフトウェアの正常値も報告されている（図5）[7]。そのため，経過観察や治療効果判定など比較検証の際は同一ソフトウェアを利用することが重要である。

図5 Gated SPECTの解析ソフトウェア各種による左室機能の正常値比較

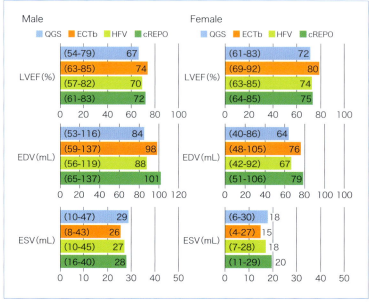

(文献7より引用)

2 臨床応用

1 虚血性心疾患の診断における機能情報の有用性

▶ 1）吸収アーチファクトの鑑別

　Gated SPECTは吸収アーチファクトや真の血流異常との鑑別に有用とされている[8,9]。吸収アーチファクトに関しては，男性であれば横隔膜の影響による下壁側，女性であれば乳房の影響による前壁～心尖部側の血流低下がよく観察されるが，実際には非完璧性心筋梗塞等による血流低下との鑑別が視覚的評価のみでは困難であることが多い。そこで，Gated SPECTにより，これら血流低下領域の壁運動が正常であれば吸収アーチファクトの可能性が高いと判断される。一方，これら血流低下領域の壁運動が低下していれば梗塞を疑う根拠となる。

▶ 2）多枝病変診断における心機能評価の有用性

　多枝病変や主幹部病変では視覚評価上は軽度な血流異常しか観察されずに重症度を見誤る症例も多い。そこで複数の機能情報を加味することで，重症冠動脈疾患の診断能の向上を図ることが可能であり，①負荷時の肺野集積亢進，②負荷時の一過性左室内腔拡大，③負荷時の収縮能低下，④負荷時の右室描出亢進等は重症虚血を示唆する所見として重要視されている。これら所見の中で負荷時の一過性左室内腔拡大や収縮能は，Gated SPECTによる評価が重要となる。図6にGated SPECTによる心機能評価が虚血重症度評価に有用であった多枝病変例を提示する。

2 位相解析による心臓再同期療法（CRT）の治療効果予測および治療効果判定

　心不全が進行すると心筋局所間での収縮時相がズレたりばらついたりする「左室収縮同期不全：LV dyssynchrony」という状態が顕在化し，そ

図6　多枝病変例における心機能評価の有用性（運動負荷症例）

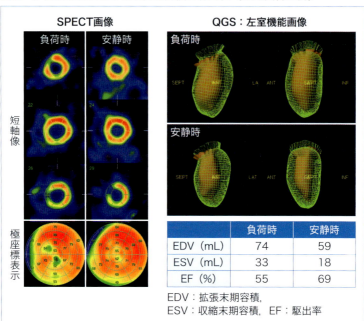

SPECT画像では前壁中隔心尖部や下壁心尖部に限局する虚血所見を認めるが，血流分布のみでは軽度の虚血と判断される。
一方，Gated SPECT（QGS）による左室機能画像では運動負荷時の左室容積の拡大と駆出率の低下が認められ，運動負荷誘発性の左室機能低下が顕著で有り，重症虚血が疑われる。
本症例はその後の冠動脈造影にて重症3枝病変と診断され，冠動脈バイパス術が適用された。

のLV dyssynchronyがさらに心拍出の効率化を妨げ，心不全を増悪させるという悪循環を惹起する。

このLV dyssynchronyを是正する治療法が心臓再同期療法（cardiac resynchronization therapy：CRT）であり，その治療効果予測にはLV dyssynchronyの定量的評価が有用である。Gated SPECTも近年，位相解析の応用によりこのLV dyssynchronyの定量評価が可能となり，CRTの適応決定にも利用されている。さらにCRTの効果予測にはLV

図7 位相解析：収縮時相同定の原理

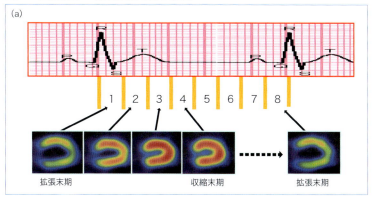

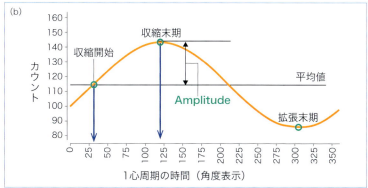

(a) 心電図のR-R時間（＝1心周期）を8分割で心筋血流SPECTを作成すると拡張末期から収縮末期にかけて壁厚の増大に合わせて見た目の集積濃度の上昇（＝カウント上昇）が認められる。このような変化を核医学の領域では「部分容積効果」と称される。
(b) 1心周期内の心筋局所のカウント変化をフーリエ変換で近似すると上図のようになる。平均値との最初の交点は「収縮開始時間」，曲線の最大値は「収縮末期」などと定義され，これらを収縮時相として算出する。

dyssynchronyに加え組織障害の分布やCRTリード位置の重要性が認識され，Gated SPECTはこれら重要項目の評価がほぼすべて可能であるため，その有用性がますます認識されてきている。

▶ 1）収縮時相同定の原理：部分容積効果の利用

心電図同期心筋血流SPECTにおいては，収縮による壁厚増大に伴い放射能カウントが上昇する「部分容積効果」が知られている（図7（a），図1（a）と同図）。1心周期あたり8分割もしくは16分割で得られた心筋局所におけるカウント変化に基づいて描出した「時間-カウント曲線」に三角関数を利用したフーリエ変換を適用してスムージングをかけると図7（b）のような時間-カウント曲線が描かれ，この曲線上で心筋局所の収縮時相を計測する[10]。時間-カウント曲線において平均値との最初の交点を「収縮開始時間」，曲線の最大値を「収縮末期時間」と定義し，これらが収縮時相として用いられる。なお，多くのソフトウェアでは収縮時相として収縮開始時間が採用されているが，CardioREPOでは収縮末期時間が収縮時相として採用されている。定量評価の実際は画像の最小単位であるピクセル毎にこの収縮時相を算出し，その分布図であるhistogramから左室dyssynchronyの評価指標を計算する（図8）。評価指標の中でもCRTの治療効果予測に有用性が認められているものに「標準偏差（収縮時相のばらつき）」と「バンド幅（ヒストグラム上の95%が含まれる位相幅帯）」が挙げられ，図8で示されるように健常例ではバンド幅が狭く標準偏差も小さいが，収縮同期不全（LV dyssynchrony）例ではバンド幅が広く標準偏差も高値を示し，収縮時相が左室全体で大きくばらついていることが理解される。

▶ 2）CRTへの応用——治療効果予測に基づく適応決定

世界的にシェアの多い心機能計測ソフトウェアであるQGSやEmory Cardiac Toolbox等ではCRTの治療効果が望める左室dyssynchrony指標のcut off値が算出されている[11, 12]が，これらは欧米人を対象にしたものであり，現在日本人におけるcut off値の検討が望まれている。また，解析ソフトウェアが異なると計測値が異なることも知られており，その理由としては心筋抽出アルゴリズムの相違や計測する収縮時相の内容が異なることなどが挙げられている[11]。そこで，異なるソフトウェアを利用・比較する際にはその結果の解釈に注意が必要である。

また，CRTの効果が不十分な症例の要因として，①広範な組織障害，

図8 位相解析法のHistogram
（本図はHRV-Fの解析画面を例にしている）

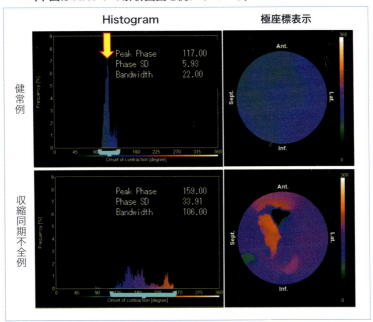

Histogramの横軸は1心周期（＝R-R間隔）を角度表示（0〜360°）したものであり，縦軸はその位相（＝onset of contraction）を示したピクセル数の頻度（frequency）を％で表示している。

分布図の中で最も頻度の多い位相を「peak phase」（黄色矢印），全体的なバラツキを「標準偏差：Phase SD」，ヒストグラムの95％が含まれる位相幅帯（青中括弧）を「バンド幅：Bandwidth」と称している。

上段の健常例ではHistogram上で収縮時相の分布が狭いバンド幅でまとまっており，頻度も高くなっている。一方収縮同期不全例では収縮時相の分布が幅広いバンド幅で示されており，頻度は逆に低くなっている。

Histogramを極座標表示に展開した図においても健常例ではほぼ単一の色で心臓全体が表示されているが，収縮同期不全例ではいろいろな色で心臓全体が表示されており，収縮時相のバラツキが高度であることが示されている。

図9 CRTの適用及び効果判定に位相解析が有用であった症例（本症例の位相解析はQGSによる）

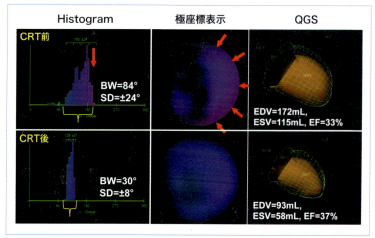

CRT前（上段）：Histogram上，収縮時相のバラツキを示すバンド幅（BW：黄色波括弧）拡大やSD高値を認め，有意なDyssynchronyの存在が示唆される。極座標表示上はHistogramとの対比において側壁領域の収縮時相が遅延している（赤矢印）ことがうかがえる。
CRT後（下段）：BWやSDの低下からDyssynchronyの改善が示され，QGSで認められた心機能改善（左室容積の著明な縮小＝reverse remodeling）もCRTの治療効果であることが示唆される。
BW：バンド幅，SD：標準偏差

②LV dyssynchronyが有意でない，③左室リード位置（左室リードと収縮最遅延部位との不一致，もしくは瘢痕領域との一致など）等が挙げられる。①や②の評価には上述の通りGated SPECTが有用であり，さらに③の評価においても近年CTとの融合画像の活用によりその有用性が期待されている。CRTの治療効果予測および治療効果判定にGated SPECTが有用であった2症例を図9および図10〜11に示す。

図10 CRTの治療効果が得られなかった症例の位相解析結果（本症例の位相解析はQGSによる）

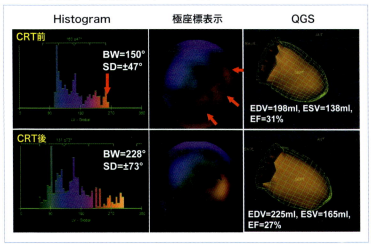

CRT前：histogram上，バンド幅（BW）＝150.0°と標準偏差（SD）＝46.8°と著明な高値を示しており，極座標表示上も後側壁領域の収縮時相の遅延が明らかであり（赤矢印），CRTの良い適応となり得る位相解析結果である。

CRT後：CRT前の治療効果予測に反して，いずれの指標もCRT前の数値と比較してさらに高値を示しており，LV dyssynchronyの増悪が示唆され，QGSによる左室機能に関しても改善を認めない。

図11 図10症例の安静時心筋血流分布（a, b）とCTとの融合画像（c）

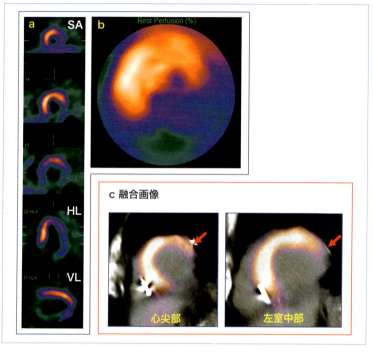

a：心筋血流SPECT（SA：短軸像，HL：水平長軸像，VL：垂直長軸像）
b：極座標表示
c：CTとの融合画像
安静時の心筋血流分布（a，b）からは側壁から下壁にかけての広範な血流欠損を認める。Cの左室短軸像におけるCTとの融合画像では赤矢印で示された左室リードが梗塞領域と残存心筋領域の境界に位置していることが示されている。
図10で示されたように位相解析で側壁領域の収縮遅延が明らかであっても同部が梗塞などの広範な瘢痕を伴うとCRTの治療効果が見込めないことが理解できる症例である。

参考文献

1) Germano G et al : A new algorithm for the quantitation of myocardial perfusion SPECT. I: technical principles and reproducibility. J Nucl Med 41 :712-719, 2000
2) Bavelaar-Croon CD et al : Left ventricular function: correlation of quantitative gated SPECT and MR imaging over a wide range of values. Radiology 217:572-575, 2000
3) Cwajg E et al : Gated myocardial perfusion tomography for the assessment of left ventricular function and volumes: comparison with echocardiography. J Nucl Med 40:1857-1865, 1999
4) Schepis T et al : Comparison of 64-slice CT with gated SPECT for evaluation of left ventricular function. J Nucl Med 47: 1288-1294, 2006
5) Kumita S et al : Assessment of left ventricular diastolic function with electrocardiography-gated myocardial perfusion SPECT: comparison with multigated equilibrium radionuclide angiography. J Nucl Cardiol 8: 568-574, 2001
6) Germano G et al : Automatic quantification of ejection fraction from gated myocardial perfusion SPECT. J Nucl Med 36: 2138-2147, 1995
7) Nakajima K et al : Normal values and standardization of parameters in nuclear cardiology: Japanese Society of Nuclear Medicine working group database. Ann Nucl Med 30: 188-199, 2016
8) Bavelaar-Croon CD et al : : The additive value of gated SPET myocardial perfusion imaging in patients with known and suspected coronary artery disease. Nucl Med Commun 22:45-55, 2001
9) DePuey EG et al : Using gated technetium-99m-sestamibi SPECT to characterize fixed myocardial defects as infarct or artifact. J Nucl Med 36: 952-955, 1995
10) Cooke CD et al : Determining the accuracy of calculating systolic wall thickening using a fast Fourier transform approximation: a simulation study based on canine and patient data. J Nucl Med 35: 1185-1192, 1994
11) Boogers MM et al : Quantitative gated SPECT-derived phase analysis on gated myocardial perfusion SPECT detects left ventricular dyssynchrony and predicts response to cardiac resynchronization therapy. J Nucl Med 50: 718-725, 2009
12) Henneman MM et al : Can LV dyssynchrony as assessed with phase analysis on gated myocardial perfusion SPECT predict response to CRT? J Nucl Med 48: 1104-1111, 2007

1 原理と方法

　Spectrum Dynamics社製のD-SPECTCardioスキャナーシステムはカラム型半導体検出器を備えた心臓専用ガンマカメラである。本装置の特徴は，①9つの半導体検出器，②タングステン製パラレルホール型コリメータ，③検出器スキャンニング方式，④独自の再構成アルゴリズム，⑤オープンチェアによる半座位検査である。

　本装置に内蔵される半導体検出器とはテルル化カドミウム半導体（CZT）を用いたデジタルスキャナーである。アンガー型従来装置では鉛コリメータとヨウ化ナトリウム（NaI）クリスタルを用いた検出器を使用しており，クリスタル内で起こったガンマ線シンチレーションについて，光電子増倍管を通して検出し，アナログ・デジタル変換をしている。一方，D-SPECTCardioでは，タングステンコリメータとCZT検出器に電極を装着しデジタル信号を得る。CZT検出器は9つあり，それぞれが心臓に対してスキャンを行う検出器スキャンニング方式を採用している。

　CZT検出器の特徴は①高感度，②高エネルギー分解能，③高空間解像度であり，これらによりアイソトープ低減プロトコール，従来不可能であった2核種同時撮像，より精密な左心室輪郭トレースが実現されている。またコリメータに鉛ではなく，タングステンを使用することにより画質の向上を図っている。

　撮像方法はすべてリストモード収集となっており，本撮像の前にプリスキャンを行う。プリスキャンを行うことによって，心臓の位置がCZT検出器幅（16cm）に収まっていることが確認され，おおよその撮像時間も予測することが可能である。1核種撮像の際には，2つのスキャンモードを選択可能である。カウント収集方式とは左室付近のガンマ線カウントを目標値まで自動収集し，撮像時間が可変となる方式である。アイソトープ量が一定の場合，高BMI（body mass index）患者の場合撮像時間を延

図1 D-SPECTCardio（左：現行機種），D-SPECT（右：先行機種）

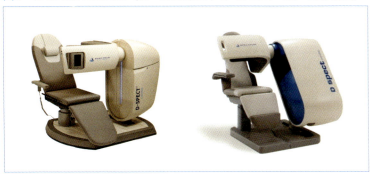

長する必要があるが，カウント収集方式の場合には撮像時間はD-SPECTCardio任せとなる。前述のプリスキャンにより撮像時間が推定されるため，患者に撮像時間および撮像中は動かないように伝えるだけである。また2核種同時撮像法では，カウント収集法は使用できないため撮像時間指定方式となる。

画像の再構成法はアンガー型従来装置で広く用いられているOSEM iterative algorithmも選択可能であるが，通常はSpectrum Dynamics Medical algorithm（SD reconstruction法）を用いる。本法では左室モデルを用いることによってより早く，最適な画質を得ることを可能としている。

心臓解析ソフトウェアとしてはアンガー型従来装置で広く使用可能で心筋血流欠損の定量解析ソフトウェアであるQuantitative perfusion SPECTソフトウェア（QPS）と心電図同期解析ソフトウェアであるQuantitative gated SPECT（QGS）ソフトウェアが標準搭載されている。

D-SPECTCardioの外観を図1に示す。非常にコンパクトな設計となっており，現状の核医学検査室への増設も容易ではないかと思われる。撮像時の体位を座位（upright撮像）と仰臥位（supine撮像）の2通りを選択可能である。患者が歩行可能であれば，uprightでガントリの上に両腕を載せて撮像をする。歩行不可能なストレッチャーに乗った患者であれば，

仰臥位の状態からスライドさせて撮像台に乗せて撮像に移行できる。

　先行機種であるD-SPECTと，現行機種であるD-SPECTCardioとの違いは，ガントリのデザインが変更になりガントリにタッチスクリーン搭載となったことである。これにより椅子と検出器の角度表示が可能となった。また椅子の耐荷重が246kgから454kgと大幅に上昇した。また椅子の側面に手すりがつくことによって車椅子からの移乗が容易となった。なお，CZT検出器等のハードウェア性能はD-SPECTと全く同一である。

2 臨床応用

1 D-SPECTによる臨床画像

　D-SPECTによるSPECT画像の実際を図2に示す。核種は^{99m}Tc-tetrofosmin（TF）による安静・負荷1日法である。上段が負荷像，下段が安静像を示し，撮像体位は座位である。特に左心室下壁領域において，吸収・減弱現象の少ない比較的均一なSPECT短軸画像といえる。本スキャンは正常と判断される。

2 D-SPECTによる冠動脈疾患診断

　撮像体位は図1のように座位または半座位で行うupright撮像と仰臥位で行うsupine撮像の2種類が可能である。D-SPECT検査と冠動脈造影検査を実施した56例（^{99m}Tc-MIBI 1核種法39例と^{201}Tlと^{99m}Tc-MIBIを用いた2核種法17例）を対象として有意狭窄（>70％）冠動脈を検出するarea under the ROC curveは，upright撮像で0.88，supine撮像で0.89，uprightとsupine撮像併用法では0.94であり，併用法はupright撮像のみよりも有意な診断力向上を示した[1]。併用法ではupright撮像やsupine撮像単独よりも特異度の向上が顕著であった。これはsupine像による吸収・減弱現象の改善効果を示している。感度・特異度を総合した診断精度は，アンガー型従来装置と同等以上と判断されている。

　当院では^{99m}Tc製剤を使用したときの肝臓からの洗い出しによるガンマ線放射をできるだけ左心室下壁から遠ざける目的で撮像前に炭酸水の飲用を推奨しており，患者の状態にもよるが，できる限りupright撮像を実施している。日本人が欧米人と比較して低BMIによるものかもしれないが，upright撮像のみでも下壁の吸収・減弱現象は許容範囲と考えられ，supine撮像は追加していない。

図2 ⁹⁹ᵐTc-tetrofosmin 1日法短軸像（上段負荷像，下段安静像）

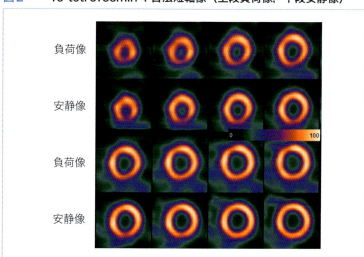

3 半導体検出器ガンマカメラによる心事故予後評価

　負荷心筋血流SPECT検査には心事故における予後予測能があり，血流欠損の大きさとその重症度によってその頻度が増加する。アンガー型従来装置における予後予測能に関しては多くの論文があり，心筋血流欠損情報のみならず，心電図同期法検査から得られる左室容積や心駆出率が予後に関係することが広く認知されている[2,3]。D-SPECTでも同様の予後調査研究が行われている[4]。運動負荷または血管拡張性負荷心筋血流SPECTをD-SPECTを用いて行い1,613名について予後追跡を行った研究でも心事故（全死亡）は負荷時の血流欠損（SSS：summed stress score）の増大に伴って増加した。

4 ⁹⁹ᵐTcと¹²³I　2核種同時撮像法

　アンガー型従来装置では光子エネルギーピークが近いため不可能であった⁹⁹ᵐTc，¹²³Iにおける同時撮像が可能である。症例は50歳代男性，胸痛

図3 前壁中隔における代謝・血流ミスマッチ（矢印）

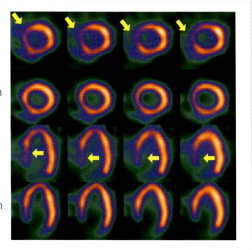

を主訴に来院し冠攣縮狭心症が疑われたため安静時99mTc-TFと123I-BMIPP同時収集SPECTが実施された。図3に示すよう心筋脂肪酸代謝を表す123I-BMIPPと心筋血流を表す99mTc-TF像に乖離を認め、冠攣縮により発生した心筋虚血による好気的脂肪酸代謝から嫌気的解糖系への転換が一過性に起こっていたことが証明された。99mTc製剤は半減期の短さにより大量投与が可能であり201Tlよりも吸収・減弱現象の少ない高画質画像が得られ乖離領域の定量に優れた検査法と期待されている。2核種撮像においては散乱線補正も必要となるが、散乱線補正を行うとカウント低下をきたすため左心室下壁の画質が不良となる場合がある。本件に対処するにはCT吸収補正を実施するか99mTcと123I-BMIPP間の投与量比に差をつけるとよい（99mTc：123I＝5：1）。

▶ 99mTcと201Tl　2核種同時撮像法

過去の報告によって安静時201Tl、負荷時99mTcによる2核種逐次撮像プロトコールは存在したが、D-SPECTを用いて安静時99mTc-TF、負荷時201Tlを用い更に2核種同時撮像するプロトコールも考案された（図4）[5]。

図4 安静時 99mTc-tetrofosmin, 負荷時 201Tl同時収集SPECTプロトコール

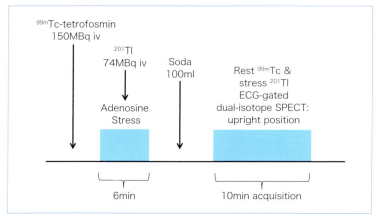

始めに150MBqの 99mTc-TFを注射し安静時の心筋血流情報を固定する。続いてアデノシン負荷を6分間実施し，3分経過したところで74MBqの 201Tlを注射する。心筋血流製剤の心筋抽出比は 201Tl＞ 99mTc-TFであり，同プロトコールでは血管拡張性負荷時の心筋高血流領域における 201Tlの集積増加と安静時の低血流領域における 99mTc-TFによるコントラストのよい画像が特徴である。アデノシン負荷が終了したら直ちに心電図・血圧計などを除去し安静時 99mTc-TF像と負荷時 201Tl像をD-SPECTにて同時撮像するというプロトコールである。その結果，検査時間は30分以内となり検査スループットの改善が見込まれる。本プロトコールによって当院では午前中に通常6件，最大7件まで検査を実施している。臨床例では左室前壁と側壁に虚血心筋が明瞭に描出されている（図5）。本プロトコールでは半減期約73時間の 201Tlを使用するため半減期約6時間の 99mTcの影響が5％以下となった24時間後撮像による心筋生存性検査も可能である。

アンガー型従来装置における被ばく量低減と大量投与による高画質化の観点からは 99mTc製剤の使用が推奨されるが，D-SPECTは 201Tlと 99mTc両者に対する高感度特性を持ち，それぞれを減量した2核種同時撮像法（simultaneous dual isotope：SDI法）が可能となった。

図5 安静時 99mTc-tetrofosmin，負荷時 201Tl同時収集プロトコール

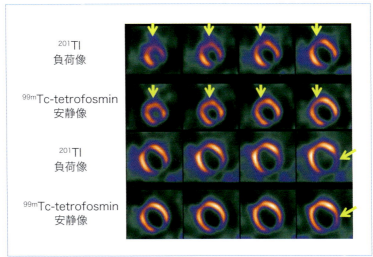

左室前壁と側壁に虚血心筋が描出されている（矢印）

5 心筋ダイナミックパーフュージョン検査

　心筋SPECT検査では血流評価が相対的評価となるため多枝病変例における病変の過小評価が懸念されるが，D-SPECTを用いてアデノシン負荷 99mTc-MIBIダイナミックパーフュージョンを撮像することによる心筋血流予備能計測が行われている[6]。これはアイソトープの静注に引き続いて生理食塩水を等速で注入しダイナミック撮像を行い，右室，左室，左室心筋の時間放射能曲線を描きPET検査を模して安静時と負荷時の絶対血流を計算し心筋血流予備能比（myocardial flow reserve：MFR）を求める方法である。解析ソフトウェアは4DMを用いている。症例は70歳代男性，高血圧症，脂質異常症，糖尿病がある。また同症例は冠動脈カルシウムスコアが5,700という高値であり負荷心筋血流SPECT検査が実施されたが心筋血流画像は正常範囲であった（図6）。MFRは左前下行枝（LAD）領域1.37，左回旋枝（LCX）1.44，右冠動脈（RCA）1.64といずれも低値であった。冠動脈造影検査では左冠動脈主幹部とLCX近位部に有意狭窄，

図6 ダイナミックSPECT短軸画像（上段負荷後像，下段安静像），領域別MFR（右上），血管枝別MFR（下）と心筋血流予備能比（MFR）

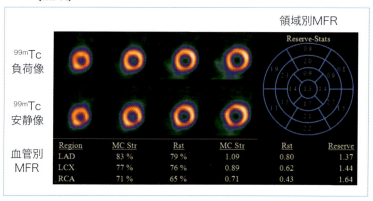

RCAにも有意狭窄が存在した。またMFR値は血流欠損の指標であるSSSとは独立した予後規定因子とされておりSPECT検査から得られるMFRも診断・治療法選択に活用される可能性がある。AgostiniらがD-SPECTを用いて^{15}O-water PETを対照にMFRの正常・異常カットオフポイントを求めたところ2.1という結果であり通常PET検査でいわれている2.0に近い値であった[7]。

6　D-SPECTによる被ばく低減の実際

　アンガー型従来装置に比較しガンマ線の設計検出感度は約10倍，空間解像度は約2倍である。感度が高いためアイソトープを減量投与し，やや長い撮像時間を用いれば，被ばく低減を達成できる[8]。また2016年より被ばく低減のため^{201}Tlが当日正午検定となり，アンガー型従来装置でこれまでと同じ撮像時間ではガンマ線カウントの少ない画像しか得られない。このため画質の劣化を防止には，より長い撮像時間または投与量の増大が必須であり患者の利便性を損なう。

　自験例におけるD-SPECTの感度をアンガー型従来装置と比較すると^{99m}Tcで約5倍，^{201}Tlで約6倍であった。D-SPECTでは通常の約5〜6倍

の心筋カウントが得られるので^{201}Tlの当日検定にも十分対応可能である。

　D-SPECTの特徴をまとめると，これまでにない短時間撮像（アイソトープを減量しなければ1スキャンは数分である），従来比約2倍の空間解像度により画像のクオリティが上昇，アイソトープを減量可能，2核種同時撮像法が可能，座位撮像が可能な患者に優しい検査となっている。

参考文献

1) Nakazato R et al : Quantitative upright-supine high-speed SPECT myocardial perfusion imaging for detection of coronary artery disease:correlation with invasive coronary angiography. J Nucl Med 51:1724-1731,2010
2) Matsumoto N et al : Prognostic value of myocardial perfusion single-photon emission computed tomography for the prediction of future cardiac events in a Japanese population: a middle-term follow-up study. Circ J 71:1580-1585, 2007
3) Matsumoto N et al : Incremental prognostic value of cardiac function assessed by ECG-gated myocardial perfusion SPECT for the prediction of future acute coronary syndrome. Circ J 72 2035-2039, 2008
4) Nakazato R et al : Prognostic value of quantitative high-speed myocardial perfusion imaging. J Nucl Cardiol 19:1113-1123, 2012
5) Makita A et al : Clinical feasibility of simultaneous acquisition rest ^{99m}Tc/stress ^{201}Tl dual-isotope myocardial perfusion single-photon emission computed tomography with semiconductor camera. Circ J 80:689-695, 2016
6) Ben-Haim S et al : Quantification of myocardial perfusion reserve using dynamic SPECT Imaging in humans: A feasibility study. J Nucl Med 54:873-879, 2013
7) Agostini D et al : First validation of myocardial flow reserve assessed by dynamic ^{99m}Tc-sestamibi CZT-SPECT camera: head to head comparison with ^{15}O-water PET and fractional flow reserve in patients with suspected coronary artery disease. The WATERDAY study. Eur J Nucl Med Mol Imaging 45:1079-1090, 2018
8) Nakazato R et al : Myocardial perfusion imaging with a solid-state camera: simulation of a very low dose imaging protocol. J Nucl Med 54 :373-379, 2013

1 SPECT-CT装置の利用目的

　近年のSPECT装置の動向をみると，SPECTとX線CTの複合装置（SPECT-CT）が進んでいることがわかる。2018年1月の統計（新医療2018年3月号）によると国内のSPECT装置総数1,496台のうちの23％がX線CT付きの装置であり，このSPECT-CT装置のうち診断用CTを搭載している装置は58％であった。したがって，診断用X線CT付きのSPECT装置は，緩やかではあるが普及してきたことがわかる。

　その利用の主たる目的は第一に，形態画像（CT画像）と機能画像（SPECT画像）の融合であり，脳，腫瘍，リンパ節，消化管出血など両者の融合が実用的な価値を有することを反映していると考えられる。心臓領域でのこのような融合の有効性の第一は，冠動脈CT画像（CCTA）と心筋SPECTの重ね合わせ画像である。このような融合画像を得るためのCT装置としては，通常のSPECT-CTに利用されている6列，16列などのCT装置では冠動脈検査には不十分であり，さらにSPECT検査の間に同一の機器で冠動脈CTを実施することも効率的でない場合が多い。そこで実用的には多くの施設で別のCT装置で撮影された冠動脈との融合を実施することになる。このSPECT-CCTAの融合は6章で述べられている。

　この他に，実用性のあるX線CTとSPECTの融合の例としては，陽性描画を示す薬剤と低線量CTとの融合により集積部位を明瞭にするもので，たとえば障害心筋に集積する ^{99m}Tc標識ピロリン酸（pyrophosphate）検査への適用がある。この薬剤は急性心筋梗塞やアミロイドーシスなどの心筋障害に集積するが，病変部に集積し正常心筋が見えないため，planar像やSPECTを用いてもその局在が不明確なことがある。また，びまん性に見える集積がどの壁あるいは内腔に分布するのかわかりにくい場合がある。このような欠点を補う方法として，核医学的には ^{99m}Tc-ピロリン酸と ^{201}Tl心筋血流との2核種検査が実施されることがあ

図1　⁹⁹ᵐTc-PYPの心筋集積

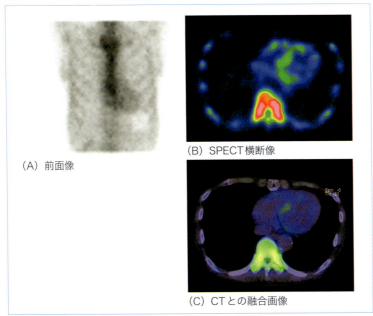

(A) 前面像
(B) SPECT横断像
(C) CTとの融合画像

前面像では全体的な集積であるが（A），SPECTでは全体に特に中隔の集積が高いことがわかる（B）。低線量X線CTとの融合画像ではその局在がさらに明瞭である（C）。

る。血流血検査での欠損に⁹⁹ᵐTc-ピロリン酸が集積する所見やその重なり領域が診断を容易にする。一方，すでに血流SPECT検査が終了している場合や，⁹⁹ᵐTc-ピロリン酸の単独の検査の場合には低線量X線CTを実施して，その局在を明確にする方法も実際的である。図1は急性心筋梗塞の症例に対して実施したSPECT-CTによる画像である。

　SPECT-CTを用いる第2の利点は，X線CTの形態を利用した定量性の改善である。減弱補正と散乱補正に加えて分解能補正も行うことにより，心筋局所の集積の定量精度を改善させることができる。また，国内では比較的実施する機会が少ないが，冠動脈の石灰化をカルシウムスコアとして計測し，診断や予後評価の補助とする方法もある。

2　X線CTを用いた減弱補正

　減弱補正の方法としては，歴史的には外部線源のトランスミッションスキャンを用いて減弱係数を決定し，補正する方法が用いられてきた。しかしながら，SPECT-CTが一般化している現在，減弱補正はX線CTを用いて減弱マップを作成して組織による減弱を補正する方法が一般的になっている。減弱の影響は，女性では乳房での減弱により，心筋SPECTでは前壁の低下アーチファクトとなる。また，男性では横隔膜や胸壁での減弱アーチファクト，特に下壁のカウント低下が生じる。一般的に^{201}Tlでも^{99m}Tc製剤でも深部の減弱は生じるため，正常でも前壁に対して下壁中隔のカウントは低く，polar mapのセグメントの平均カウントでも下壁中隔／前側壁の比は0.8〜0.9である。特に下壁の減弱による低下は，左室の拡大がある症例では顕著であり，下壁の血流欠損と紛らわしい。これらの減弱アートファクトを補正する方法として，深部での減弱を補正するSPECT-CTが診断の精度を改善する。

　このような減弱補正法の問題点としては，減弱補正単独で用いた場合に，下壁のカウントの過補正になり，カウントが高くなりすぎるために一見前壁側が低く見えることである。そこで，散乱補正を併用して，適度な補正効果を得るようにすることが多い。さらに，定量を改善する方法として分解能補正も組み込んだ再構成方法を標準的に用いることにより，心筋壁のカウントはより均一になり，定量的な改善が得られる。

　一方，減弱補正を用いると散乱補正と併用しても，心尖と心尖寄り前壁のカウントが低下することが知られている。この所見は，心尖の低下を血流欠損と誤診する原因となる。心尖部が補正後に低くなる理由としては，CTやMRI等のデータと合わせてみても実際に壁厚が薄いこと，心尖〜自由壁の収縮に伴う動きが大きいこと，呼吸による心臓の動きなどが複合的に働いて，心尖での低下の原因となっている可能性がある[1]。

このような減弱補正法は，原理的にはあるいは物理的には妥当であり，米国心臓核医学会（ASNC）の提言でも「一般的に利用が推奨できる」としている[2]。しかしながら，装置によるその補正効果が一定しないという問題点もある。市販されて利用できる複数のSPECT-CT装置（GE Medical Systems, Siemens Medical Systems, ADAC Laboratories, SMV America, University of Michigan, Elscint, Marconi Systemsの種々の装置）を比較した2002年のファントム実験結果では，装置間での減弱補正効果に差が見られることも報告されている。ただし，その後さらに各種のCT減弱補正が市場に出ており，今後の定量の方向性としては減弱散乱補正による定量化の方向には疑いがない[3]。

　現在，わが国で臨床的にCT補正ができる装置は約14％だが（実際に心臓用に用いている施設はそれより少ないものの），実際の臨床での利用にあたっては上記のような読影上の問題点もあるので，元画像と補正画像の両者を必ず比較して診断に用いることが望ましい。

　実際的な使い方としては，従来法の検査で下壁の集積が疑われるが，判断が難しい時にこのような減弱補正画像を追加することにより，真の低下であるかどうかを判定する例が挙げられる（図2）。近年，被ばく線量低減の観点からも，stress-only（負荷単独）法の可能性が推奨されている。負荷検査を実施してSPECTで異常がない場合には，2回目の安静時画像を省略しても診断や予後評価には影響がないことがその根拠になっている。この場合に，X線CTのある装置であれば減弱補正の有無で2種類の画像が撮れるので，1回の検査でも，その「異常なし」の確信度を向上させることができるであろう。

IQ-SPECTを用いた減弱散乱補正

　IQ-SPECT（Siemens社）は，心臓専用のSMARTZOOMコリメータを装着するが，多焦点の仕様が特徴であり心臓部を拡大して撮像するため，収集時間を1/4に短縮することができる。すなわち，コリメータ孔の中央部が収束角を，それに隣接する部分が発散角を持ち，辺縁部は平行に近いホールの構造を有するため，トランケーションを生じずに心筋SPECT像を作成することができる[4]。

図2 減弱補正の効果

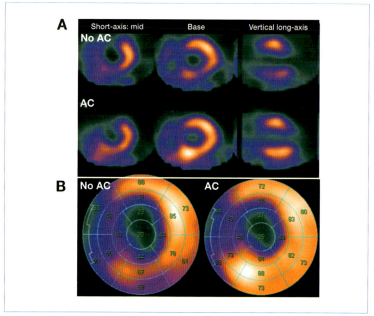

中央から心尖部の前壁中隔梗塞症例のスライス像（A）とpolar map（B）を示す。減弱補正なし（No AC）では下壁の集積も軽度の低下を示すが，減弱補正（B）後には下壁のカウントが増加し血流が正常であることがわかる。本画像はIQ-SPECT（Siemens社）による撮像である。

　日本核医学会のワーキンググループでは，SPECTを元に標準データベース（すなわち正常値に近い，あるいは冠動脈疾患の可能性が低い症例を選択して作成したpolar mapのデータ）を作成しており[5]，対象に適したデータベースを使うことにより診断精度を向上させることができる。

　CT補正を行った画像の異常の判定には，従来型のSPECT単独の装置のデータベースが利用できない。そこで，IQ-SPECT用にも仰臥位，伏臥位，CTによる減弱散乱補正の3種類のデータベースを作成している（図3）[6]。この分布の特徴も，基本的には上記のSPECT/CT装置の画像と同様である。下壁のカウントに着目すると，仰臥位では下壁の低下を認める

図3 Tc-99m MIBI/tetrofosminによる男性（上段）と女性（下段）の正常データベース

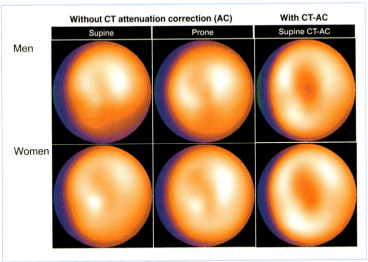

減弱散乱補正後は男女差が小さく，共通のデータベースが使えることが明らかになった。

図4 心筋血流に異常を認めない症例における減弱補正の効果

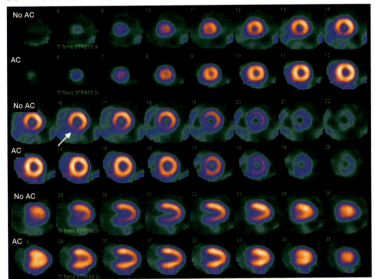

下壁の矢印の低下が認められるが減弱補正後には正常と判定できる。

が，伏臥位ではこの低下の程度が少なくなり，CTによる減弱補正では下壁の有意のカウント増加を認める。ただ，心尖部のカウントは低くなるのでこのような正常の分布に注意して読影する必要がある。正常例のIQ-SPECT画像でもこの差が明瞭である（図4）。

3 カルシウムスコアの併用

　わが国では比較的利用される機会が少ないが，冠動脈の石灰化の程度を見るために，カルシウムスコアとしてX線CTを用いて定量化する方法がある。Agatstonらによる冠動脈石灰化プラークの定量法では，石灰化の面積とCT値（HU）でスコアが算出され，冠動脈ごとに石灰化がスコア化される。石灰化の有無が直ちに狭窄や虚血に対応する訳ではないが，カルシウムスコアが高値の症例では，虚血の頻度は高く，心事故発生に関する予後評価とも相関することが明らかとなっている。このため，冠動脈疾患の有無までは診断できないがスクリーニングや予後評価の際には一定の役割を果たすものと考えられる。Shawらは，石灰化スコア10未満に対して，11～100, 101～400, 401～1000, ＞1000の石灰化スコアの場合，全死亡の相対リスクが1.64, 1.74, 2.54, 4.03倍に増加したと報告している[7]。また10,377人の解析では，5年の経過観察の結果，喫煙者では0～10に比して，11～100, 101～400, 401～1000, ＞1000で，それぞれ相対死亡リスクが2.4, 3.4, 5.6, 10.9倍に増加した[8]。

　一方，比較的簡便に利用できる冠動脈石灰化の定量方法としては，Shemeshらの提案による石灰化スコアがある[9]。この方法は低線量のCT（非ゲートで）冠動脈ごとの点数を合計する簡便法である。冠動脈を左冠動脈主幹部，左冠動脈前下行枝，回旋枝，右冠動脈の4つに分けて，absent, mild, moderate, severe（それぞれ0,1,2,3）と分類する。ここでは，mildは＜1/3，moderateは1/3～2/3，severeは＞2/3の範囲として計算する。最大値が12となるので便宜的には，0, 1～3, 4～6, 7～12で分類する。このような解析の結果，石灰化スコアが4以上では有意に心血管死を予測したという（オッズ比＝4.7）。また，スコア0, 1～3, 4～6, ≥7を，Agatstonスコアの0, 1～839, 840～3100, ＞3100に対応させると心血管死のオッズ比はほぼ同等であったと報告され

図5 冠動脈石灰化スコアと心筋SPECTの結果

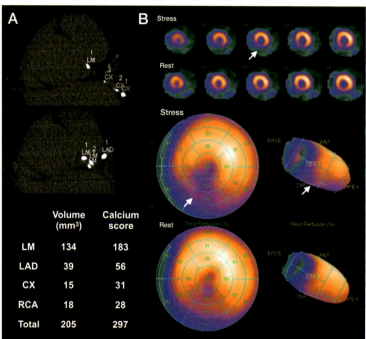

70歳台の男性で大動脈瘤の術前検査としてアデノシン負荷心筋血流SPECTが施行された。下壁に負荷時に軽度の虚血様変化を認める（SSS=5であり軽度）が石灰化スコアの高い領域とは一致しない。本症例はその後10年間，心血管イベントを認めなかった。

ている[8, 10]。

わが国では，カルシウムスコアとSPECTを用いた研究が少ないが，カルシウムスコアが高値の症例では負荷時と安静時の欠損（summed stress score, summed rest score）が高値になることが明らかになっている[11]。日本人における予後については今後の検討が必要とされている領域であるが，SPECTと合わせて検討するには上記のような簡便法も実用的かもしれない。一方，冠動脈CTの狭窄と石灰化スコアとSPECTは必ずしも一致するものではなく，動脈硬化の異なる側面を見ていることも

指摘されている[12]（図5）。すなわち，2型糖尿病で無症状の患者では，解剖学的な粥状硬化（すなわち冠動脈CTや石灰化スコアでみた異常）は，機能的な異常（SPECTの異常）より高率に生じるものの，冠動脈疾患の臨床的兆候は各モダリティでそれぞれ1/4から1/5程度なので，今後さらに予後が検討されるべきとしている。

4 カルシウムスコア，SPECT，冠動脈CTの総合的利用

　カルシウムスコアは心イベント発症や虚血の頻度と関連し，有用との共通見解があるものの，狭窄や血流の機能的な情報がない，側副血行路が形成されていると評価できない，無病正診率が不十分，陽性的中率が不十分，人種や年齢あるいは性別等による相違が大きく共通の閾値が決めにくいなどの問題点もある。一方，心臓核医学では機能的な低灌流や虚血を反映する所見が得られることが大きな特徴である。したがって，両者を含めた総合的な利用が勧められる。たとえば，SPECTが正常でかつカルシウムスコアが＜10のようなケースでは冠動脈疾患に関しては可能性が低く，SPECTが軽度の異常であればカルシウムスコアが＞100と高値の場合に冠動脈造影，SPECTが中等度から高度の異常であれば冠動脈造影というように，系統的な診断への利用も可能性がある[13]。しかしながら，近年，冠動脈CTは普及しており，特に日本では利用頻度が高くなっている。したがって，SPECT，冠動脈石灰化と冠動脈CTをどのように診断体系の中に組み入れていくことが，患者のリスクに応じた治療方針（薬剤治療やインターベンション等）に適合し，被ばく線量を減らしつつ，予後を改善させるのかについては，今後さらなる検討が必要とされる。

参考文献

1) Okuda K et al：Cause of apical thinning on attenuation-corrected myocardial perfusion SPECT. Nucl Med Commun 32:1033-1039, 2011
2) Heller GV et al：American Society of Nuclear Cardiology and Society of Nuclear Medicine joint position statement: attenuation correction of myocardial perfusion SPECT scintigraphy. J Nucl Cardiol 11:229-230, 2004
3) Garcia EV：SPECT attenuation correction: an essential tool to realize nuclear

cardiology's manifest destiny. J Nucl Cardiol 14:16-24, 2007
4) Nakajima K et al : The importance of population-specific normal database for quantification of myocardial ischemia: comparison between Japanese 360 and 180-degree databases and a US database. J Nucl Cardiol 16:422-430, 2009
5) Nakajima K et al : Normal values and standardization of parameters in nuclear cardiology: Japanese Society of Nuclear Medicine working group database. Ann Nucl Med 30:188-199, 2016
6) Nakajima K et al : IQ-SPECT technology and its clinical applications using multicenter normal databases. Ann Nucl Med 31:649-659, 2017
7) Shaw LJ et al : Prognostic value of cardiac risk factors and coronary artery calcium screening for all-cause mortality. Radiology 228:826-833, 2003
8) Shaw LJ et al : Prognostic value of coronary artery calcium screening in asymptomatic smokers and non-smokers. Eur Heart J 27:968-975, 2006
9) Shemesh J et al : Ordinal scoring of coronary artery calcifications on low-dose CT scans of the chest is predictive of death from cardiovascular disease. Radiology 257:541-548, 2010
10) Blair KJ et al : Comparison of ordinal versus Agatston coronary calcification scoring for cardiovascular disease mortality in community-living individuals. Int J Cardiovasc Imaging 30:813-818, 2014
11) Matsuo S et al : The relationship between stress-induced myocardial ischemia and coronary artery atherosclerosis measured by hybrid SPECT/CT camera. Ann Nucl Med 25:650-656, 2011
12) Scholte AJ et al : Different manifestations of coronary artery disease by stress SPECT myocardial perfusion imaging, coronary calcium scoring, and multislice CT coronary angiography in asymptomatic patients with type 2 diabetes mellitus. J Nucl Cardiol 15:503-509, 2008
13) Slart RH et al : Diagnostic pathway of integrated SPECT/CT for coronary artery disease. Eur J Nucl Med Mol Imaging 36:1829-1834, 2009

1 心筋SPECT/冠動脈CTA融合画像

▶ 1）はじめに

　慢性冠動脈疾患のマネージメントにおいて，冠動脈CTは簡便に心外膜を走行する冠動脈の狭窄の有無を判定でき，急速に臨床での利用が普及・増加した。一方で，冠動脈CTの普及は無症候あるいは有症例でも症状とは関係のない冠動脈狭窄が多く発見される結果となり，不必要な診断カテーテルや経皮的冠動脈形成術（percutaneous coronary intervention：PCI）を増加させることが懸念されている。慢性冠動脈疾患の治療方針決定において，虚血を生じない，あるいは虚血があっても軽度の症例ではPCIは推奨されず，十分な量の心筋虚血の原因となっている狭窄病変のみが治療対象となる[1]。

　負荷心筋血流SPECTでは生理学的な心筋虚血を誘発させる運動負荷，もしくは冠血管拡張予備能の差を利用した薬剤負荷によって心筋に生じる血行力学的変化を描出できる。しかし，CTでは誰にでも簡単に狭窄病変を指摘できる一方で，SPECTの読影には苦手意識をもつ医師・コメディカルも少なくない。心筋SPECTでは腫瘍のFDG-PETなどと異なり集積のほとんどが心筋にあり，周囲の解剖学的構造が認識できないことが難しさの一因である。またSPECTの読影の基本として，集積低下部位と冠動脈の走行との対応を常に考えながら画像を評価することになるが，冠動脈の走行・分布には大きな個人差があることも読影を難しくしている。

　心筋SPECTと冠動脈CTAの融合画像では冠動脈の走行と左室心筋の形状・位置関係が一目瞭然に評価することができるため，心筋虚血の原因となっている責任冠動脈の同定において非常に有用なツールとなる。本項ではSPECT/CT融合画像の簡単な原理・方法と臨床的な有用性について論じる。

▶ 2) 原理と方法

　近年はSPECT/CTやPET/CT，PET/MRIといったハイブリッドスキャナーが普及しつつあり，心臓以外の臓器では融合画像の多くはハイブリッドスキャナーで撮影された画像を用いるハードウェアフュージョンが一般的である。一方，心臓領域では別の検査として施行されたSPECT画像と冠動脈CTを融合させるソフトウェアフュージョンが主流である。SPECT/CT融合画像の表示方法としてはいくつかの方法があるが，もっとも一般的なのが冠動脈CTの3D画像の左室心筋上にSPECTのブルズアイ画像をカラー表示したものである（図1）。現在多くのメーカーより融合画像を作成できるソフトウェアがリリースされているが，2006年にGE社がZurich大学との共同研究によって開発したCardIQ Fusion™が臨床使用を前提とした最初のSPECT/CT融合画像ソフトウェアであった。

　ここでは基本的なSPECT/CT融合画像の原理と方法についてCardIQ Fusion™を例に説明を行う。図2に融合画像作成の行程を簡単に図示し

図1　心筋SPECTと冠動脈CTAの融合画像

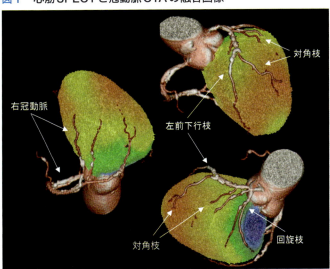

個人の左心室の形状を反映したSPECT画像が表示され，冠動脈の走行，各分枝の灌流域との位置関係が明確に認識できる。

図2　SPECT/CT融合画像の作成行程

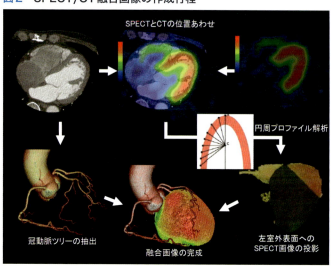

SPECTとCTの位置合わせ，左室心筋のVR画像の切り出しと円周プロファイル解析による左室表面へのSPECT画像の投影，冠動脈ツリーの抽出を行い，融合画像を作成する。

た。通常冠動脈CTと心筋SPECTは別の検査として行われるため，それぞれの画像データを専用のワークステーションに転送する。SPECTとCTでは体位や画像の位置情報が異なるため，両画像データの位置合わせが必要となる。位置合わせは水平断，冠状断，矢状断あるいは短軸，水平長軸，垂直長軸の3方向で行うが，筆者らはランドマークの少ない心筋SPECTにあわせて後者を用いたほうが簡便であると感じている。また，CT画像は拡張中期もしくは収縮末期の心時相で再構成されることが多いが，SPECTは1心拍すべての心時相の加算画像であるため完全には一致しないことを知っておく必要がある。経験上，左室心筋の長軸方向を合わせることは簡単で，問題を生じることは少ないと思われるが，長軸に対する左室の回転方向の位置合わせは慎重に行わなくてはならない。多くの冠動脈の枝は心尖部方向に分岐・走行しており，回転方向のずれが責任冠動脈の同定に大きく影響を及ぼすからである。コツは，SPECTの表示ウィ

図3　SPECTとCT画像の位置合わせ

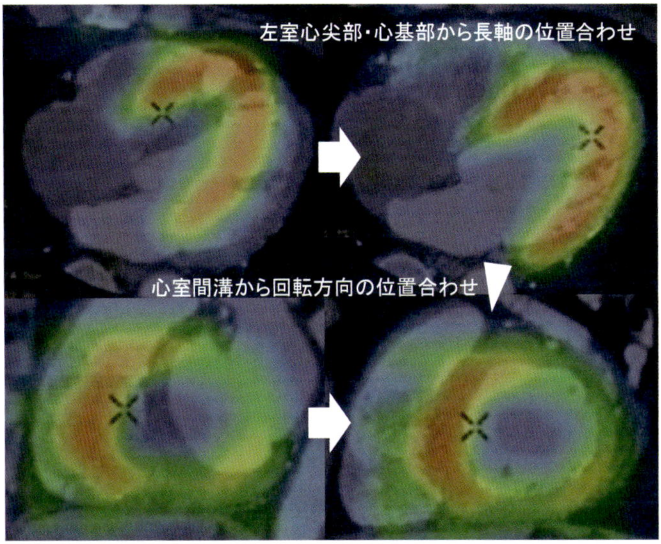

心尖部と心基部の位置で左室長軸を一致させ，回転方向は心室間溝をランドマークに一致させる（矢頭：前心室間溝）。

ンドウを淡い右室心筋の集積が十分に描出されるくらいに設定し，心尖部と心基部で左室の長軸を合わせたのち，左室心筋と右室心筋の接合部である心室間溝を目印として，左室心筋の回転を一致させることである（図3）。最近は自動的に位置合わせを行うソフトウェアも登場しているが，位置合わせが正しく行われているかは十分に吟味する必要がある。

　位置合わせ以外の行程はほとんどCT画像の加工が中心である。融合画像ではSPECTデータを左室心筋の外表面に投影し表示するため，左室心筋のボリュームレンダリング（volume rendering：VR）画像の切り出しを行う。通常，冠動脈CTのVR画像では右室心筋も表示されるが，融合画像ではSPECT画像を投影した左室，特に中隔の視認性を保つため，右室心筋は除去して表示される。多くのソフトウェアで左室心筋のVR画像は自動的に抽出され，最小限の調整で済むものが多い。冠動脈ツリーも通常の冠動脈CTAの要領で抽出を行う。最終的にはSPECTデータはブルズ

アイ画像でも用いられている円周プロファイル解析によって左室の仮想上の中心点から左室VR画像の表面に放射状に集積の最大値が貼り付けられる。ブルズアイ画像では本来は3次元であるSPECTの情報を円盤状の二次元平面に表現するため，心尖部近くに対して心基部側の領域は実際より大きくひき延ばされ，歪んでしまうのに対して，融合画像では患者自身の心臓の形状に即して表示できるため，集積欠損の領域をより正確な形状と面積として評価できる。

　融合画像の作成に費やす時間は作成者の熟練度にもよるが，位置合わせ以外のほとんどは左室の切り出し，冠動脈ツリーといったCT画像の加工に時間がとられるため，利用するCTの画質によって左右される。平均的な画質のCT画像が得られている場合，日本医科大学では1症例あたり約15〜30分程度である。

　融合画像の短所として作成の手間以外に両検査で生じる被ばくの問題が挙げられる。近年は医療被ばくへの認識が高まり，2010年に米国心臓核医学会は2014年までに50％以上の心臓核医学検査で1検査あたりの被ばく線量を10mSv（ミリシーベルト）未満に抑制することを掲げた[2]。わが国では欧米人に比較して体格が小さいことを考慮すると，1検査あたりの被ばく線量は最大でも10mSv程度までに留めることが適当でないかと思われる。表1に冠動脈CTおよび心筋SPECTのおおよその被ばく線量を示す[3-6]。冠動脈CTAでは，検出器の多列化や管球の回転速度の向上，逐次近似再構成法のほか，様々な被ばく低減のアルゴリズムによって従来よりも大幅に被ばく線量が低減されてきている。X線照射を画像再構成に必要な心時相にのみ絞るプロスペクティブ再構成法を用いることは被ばく低減に大きく貢献している。機器側の進歩として，1回転で心臓をカバーする256列・320列CT，2つの管球の異なる軌道により効率よくデータを収集する2管球CTの登場が挙げられる。一方，SPECTに関しては半減期の長い塩化タリウム（^{201}TlCl）では，半減期が6時間と短いテクネシウム（^{99m}Tc）製剤に比較して被ばく線量が高い。負荷時の1度のトレーサ投与で済むため使用されていることが多いが，被ばくの観点から今後はテクネシウム製剤へとシフトしていくことが必要と考えられる。

心筋SPECTによる被ばく線量[※1]		
TICl		16〜24 mSv
Tc製剤		7〜8 mSv（1日法） 13〜16 mSv（2日法）
冠動脈CTAによる被ばく線量		
64列CT	retrospective	7〜21 mSv
	prospective	2.1 mSv
256/320列CT		2〜5 mSv
2管球CT（128列）		0.9 mSv
石灰化スコア		0.5〜3 mSv

表1　心筋SPECTと冠動脈CTAにおける被ばく線量
※1：アイソトープ手帳10版（日本医学放射線学会誌、48,1540（1988））および各トレーサの添付文書より算出

　SPECTの機器の進歩としては最近普及しつつある半導体ガンマカメラが挙げられる。従来のアンガー型カメラに比較して検出器のガンマ線への感度が高く，トレーサの投与量を半減させても十分な画像が担保でき，被ばくの低減に繋がる[7]。そのほかにテクネシウム製剤では負荷先行で検査を行い，異常がなければ負荷のみで検査を終える負荷先行プロトコールも普及しつつあるが[8]，融合画像においては異常のあった症例が対象となるため適応とならない。

　後述するように，SPECT/CT融合画像はすべての症例で有用なわけではなく，SPECTで心筋虚血や梗塞といった集積低下が認められた場合，かつ再灌流療法を見越した責任冠動脈の同定が必要とされる場合のみ有用性がある。そのため，融合画像の作成のためにあらかじめSPECTとCTA両者をオーダーすることは被ばくの観点から避けるべきである。先にSPECTで集積低下が指摘され，その後に融合画像の作成や冠動脈の狭窄やプラークの情報を得るために冠動脈CTAを撮影する場合のみ，得られる利益と被ばくとの関係を吟味し，CTを撮影するかを決定する必要がある。しかし，実際には日本医科大学においてはSPECT検査の前に冠動脈CTAが撮像されている症例が大半で，SPECT検査後に融合画像のためCTを撮像する症例は非常に限定されている。

3）臨床応用

　近年は心外膜を走行する冠動脈に存在する狭窄の有無や，狭窄度と心筋虚血が必ずしも一致・相関しないことが広く知られるようになり[9]，治療方針決定の際には心筋虚血の有無と重症度を把握することが予後改善の観点から重要であると考えられている[1]。2018年の診療報酬改定では，中等度狭窄において心筋虚血の証明なしには冠血行再建術が認められなくなっており，ますます心筋虚血を判定する重要性が増している。

　個人の冠動脈の走行には大きなバリエーションが存在することが知られており，2010年のJavadiらの報告によれば，80％が右冠動脈優位，16％が左冠動脈回旋枝優位，3％がバランス型，1％（1例）が単冠動脈であったとしている[10]。分枝レベルでは中間枝，いわゆるRamus動脈が21％に認められ，前側壁の灌流分布が対角枝と回旋枝が均等に分布しているのは10％であり，そのほかは対角枝，鈍縁枝のいずれかが優位であった。このように標準的な冠血流支配に対して個々の冠動脈の分布は個体差が大きく，SPECT単体の読影ではしばしば責任冠動脈の判定に迷うことが生じる。

　図4に融合画像が責任冠動脈の同定に有用であった症例を提示する。60歳代の男性で，2型糖尿病で通院中，労作時息切れがあり無症候性心筋虚血の疑われた症例である。運動負荷心筋SPECTでは前壁から心尖部に固定性欠損があり，心筋梗塞と考えられた。負荷時には梗塞領域と隣り合う前側壁に虚血が認められた。視覚的評価では梗塞領域は左前下行枝，虚血領域は対角枝の灌流域を疑った。CTとの融合画像では中間枝のほかに3本の対角枝を持つ症例で，梗塞領域は第3対角枝，虚血領域は第2対角枝が灌流していた。左前下行枝は大きく心尖部の中隔寄りを回り込み下壁まで灌流域を持っており，梗塞および虚血とは関連がないと考えられた。

　融合画像の有用性を検討するため，日本医科大学において少なくとも1領域に集積欠損を有する連続26症例において，責任冠動脈の同定をSPECT単体のみ用いた場合，SPECTとCTを見比べた場合，融合画像を作成して判定した場合の3段階で評価を行った。責任冠動脈として右冠動

図4 責任冠動脈の同定に融合画像が有用であった症例

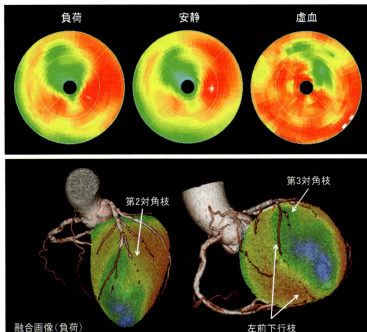

60歳台の男性。SPECTでは前壁から心尖部の梗塞、梗塞に隣り合った前側壁の虚血が疑われる。融合画像では梗塞領域を第3対角枝、虚血領域を第2対角枝が灌流していた。

脈、中間枝を含む左冠動脈前下行枝、左対角枝の冠動脈枝レベルで判定した場合、冠動脈の走行の情報なしにSPECTのみで責任冠動脈を推定した場合に対して、融合画像を作成せずにCTで冠動脈の走行を確認すると5症例（19%）において責任冠動脈の判定が変更された。この変更は冠動脈の走行に個人差が大きいことを示していると考えられた。さらにSPECTとCTの画像を見比べることで診断していた融合画像作成前に対して、融合画像を実際に作成し行った責任冠動脈の判定では、新たに5症例（19%）において責任冠動脈の判定が異なっていた。これは頭の中で冠動脈走行と集積低下の位置関係を想像した場合と融合画像を実際に見る

ことで判定した場合での判定の変更であり，実際に融合画像を作成することの有用性を示唆する結果である。

　同様に，GaemperliらはSPECTで少なくとも1領域に集積低下を有する連続38例において，CTで有意狭窄を124セグメントに認めたが，このうちSPECTとCTを見比べた場合には責任冠動脈か判定しえなかった40セグメント（32％）のうち，融合画像作成によって24セグメント（19％）を責任冠動脈か否か断定できたと報告している[11]。さらにこの報告の中で，末梢の分枝や対角枝の関係する前側壁の集積低下において融合画像の有用性が高かったとしている。また，Slomkaらは右冠動脈と左回旋枝の関係する領域で融合画像の有用性が高かったと報告している[12]。すなわち，融合画像が有用な症例は，前下行枝と回旋枝の分水嶺，あるいは回旋枝と右冠動脈の分水嶺に集積低下を認める症例，また末梢分枝を含む多枝病変の症例であると推定される。

　責任冠動脈の同定以外には，心筋症など非虚血性心疾患と虚血性心疾患の鑑別，横隔膜や胸壁による下壁や前壁のアーチファクトと真の集積低下の鑑別にも融合画像は役立つと思われる。図5にタコツボ型心筋症と左前下行枝領域の心筋虚血の鑑別に役立った症例を提示する。症例は80歳代女性で安静時胸痛を訴え救急外来を受診し，受診時の心電図でST上昇と血液学的検査でトロポニン上昇が認められ，血流・脂肪酸代謝の2核種SPECTを施行された。前壁・中隔から心尖部には血流画像で認めるより脂肪酸代謝画像ではより広範で高度の集積低下があり，血流代謝ミスマッチパターンを呈している。SPECT画像のみでは左前下行枝領域の急性冠症候群と判定に迷うが，融合画像では前下行枝や対角枝の灌流域は集積低下部位と一致せず，タコツボ型心筋症と診断された。

▶ **4）まとめ**

　本項では心筋SPECT/冠動脈CTA融合画像の原理・方法と臨床的有用性について概説した。近年は慢性冠動脈疾患において虚血への認識が高まり，虚血と関連する狭窄病変を同定する意義がますます重要となっている。融合画像は責任冠動脈の同定に迷う症例で有用なことはもちろんだが，これから心筋SPECTを学ぶものにとっても冠動脈の分布を理解し，

図5 非虚血性心疾患と虚血性心疾患の鑑別に融合画像が有用であった症例

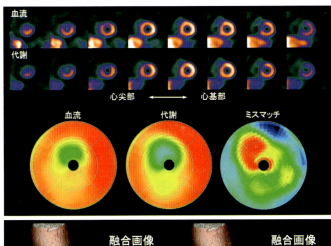

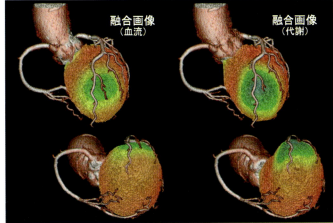

80歳台の女性。血流・脂肪酸代謝SPECTでは前壁・中隔から心尖部に血流代謝ミスマッチを伴う広範な集積低下を認める。融合画像では左冠動脈前下行枝や対角枝と集積低下領域は一致せず、タコツボ型心筋症と診断された。

血行力学的に虚血を惹起する狭窄の重要性を認識する一助となると思われる。

参考文献

1) Hachamovitch R et al : Comparison of the short-term survival benefit associated with revascularization compared with medical therapy in patients with no prior coronary artery disease undergoing stress myocardial perfusion single photon emission computed tomography. Circulation 107: 2900-2907, 2003
2) Cerqueira MD et al : Recommendations for reducing radiation exposure in myocardial perfusion imaging. J Nucl Cardiol 17:709-718, 2010
3) Husmann L et al : Feasibility of low-dose coronary CT angiography: first experience with prospective ECG-gating. Eur Heart J 29:191-197, 2008
4) Rybicki FJ et al : Comprehensive assessment of radiation dose estimates for the CORE320 study. AJR Am J Roentgenol 204: W27-36, 2015
5) Achenbach S et al : Coronary computed tomography angiography with a consistent dose below 1 mSv using prospectively electrocardiogram-triggered high-pitch spiral acquisition. Eur Heart J 31: 340-346, 2010
6) Gerber TC et al : Ionizing radiation in cardiac imaging: a science advisory from the American Heart Association Committee on Cardiac Imaging of the Council on Clinical Cardiology and Committee on Cardiovascular Imaging and Intervention of the Council on Cardiovascular Radiology and Intervention. Circulation; 119: 1056-1065, 2009
7) Einstein AJ et al : Radiation dose and prognosis of ultra-low-dose stress-first myocardial perfusion SPECT in patients with chest pain using a high-efficiency camera. J Nucl Med 56: 545-551, 2015
8) Mercuri M et al : Estimating the reduction in the radiation burden from nuclear cardiology through use of stress-only imaging in the United States and worldwide. JAMA Intern Med 176:269-273, 2016
9) Kiriyama T et al : Discordance between the morphological and physiological information of 64-slice MSCT coronary angiography and myocardial perfusion imaging in patients with intermediate to high probability of coronary artery disease. Circ J 75:1670-1677, 2011
10) Javadi MS et al : Definition of vascular territories on myocardial perfusion images by integration with true coronary anatomy: a hybrid PET/CT analysis. J Nucl Med 51:198-203, 2010
11) Gaemperli O et al : Cardiac image fusion from stand-alone SPECT and CT: clinical experience. J Nucl Med 48: 696-703, 2007
12) Slomka PJ et al : Quantitative analysis of myocardial perfusion SPECT anatomically guided by coregistered 64-slice coronary CT angiography. J Nucl Med 50: 1621-1630, 2009

1 J-ACCESS研究の経緯

1 心臓核医学エビデンスの必要性

　虚血性心疾患の各種画像診断法の1つである心臓核医学検査，とりわけ心筋SPECT（single photon emission computed tomography）は，国内の約1,100施設で年間20万件以上行われており，心筋血流を非観血的に評価できる手法として欠かせない存在である。また心筋SPECTにくわえ，新たに開発された心機能評価ソフトウェアQGS（Quantitative Gated SPECT）も多くの施設で日常診療に汎用されている。

　欧米では，これらの心筋SPECTやQGSを用いた虚血性心疾患におけるリスク層別化，予後予測に関する有用性が，米国UCLA Cedars-Sinai Medical CenterのBermanらのグループをはじめ，数多くのエビデンスとして報告されている。しかし，わが国では新たな検証試験を行うにあたって基礎となる心臓核医学診療の実態に関して，データベース化がなされておらず，個別施設での検証に頼らざるを得ない，あるいはライフスタイルの異なる欧米のデータベースを利用せざるを得ないのが現状である（図1）。そこで，循環器病研究振興財団指定研究として心臓核医学を用いた国内臨床データベース作成のための調査研究（J-ACCESS研究：研究代表 西村恒彦）を2001年7月にスタートさせた。本項ではJ-ACCESS研究の経緯について概説する。

2 J-ACCESS研究の概要

　J-ACCESS研究とは，虚血性心疾患における心電図同期心筋SPECT（QGS）検査に関する国内臨床データベース作成のための調査研究（Japanese-Assessment of Cardiac Event and Survival Study by Quantitative Gated SPECT）の略称である。全国117施設において負荷

図1　J-ACCESS研究の必要性

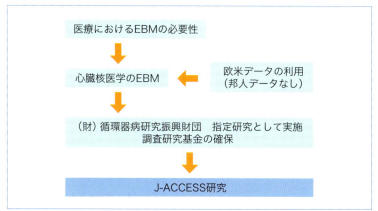

心筋SPECT（QGSを含む）を施行した虚血性心疾患（疑いを含む）の3年間における追跡調査から，リスク層別化の有用性を検討するものである。対象とした4,629例のうち追跡が完了し，さらに心筋SPECT施行後60日以内に血行再建術を施行された375例を除外した4,031例を解析対象とした。

わが国では欧米に比較し，保険制度が行き届いているため，十分なフォローアップが受診外来で患者になされていることが多く，欧米で用いられるhard eventである心臓死，心筋梗塞にくわえ，入院を要する心不全も含めmajor eventとした。今回の解析対象における心事故は175例（4.3％）に認められた。その内訳は，心臓死（45例），非致死的心筋梗塞（37例），および心不全（93例）であった。

J-ACCESSの解析に関しては，図2のように多くの層別解析が可能であるが，今回は心筋SPECTにおける血流欠損，QGSデータと心事故，とりわけmajor eventの有無を中心に予後評価を行った（図3）。SSSを4段階に分け，3年間における心事故発生率をみると，SSSが正常（0〜3）であるとmajor eventの発生頻度が低く（2.3%/3年），SSSが高い（14以上）とその発生頻度は高かった（9.2%/3年）。しかし，SSSが14以上の高度血流欠損例においてさえ，欧米に比較して心事故発生率の頻度が

図2　J-ACCESS研究の層別解析方針

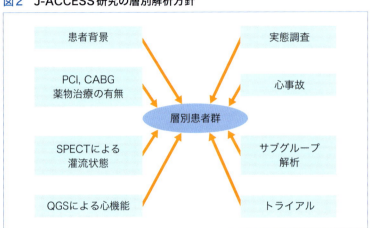

低いことがわが国の特徴であり，欧米とのライフスタイルの差異が大きく関与しているとともに，きめ細かなフォローアップが行われていることが大きな要因と考えられる。それでも，心筋SPECT血流欠損の程度は虚血性心疾患のリスク層別化に有用であることが示された。

3 Heart Risk View (HRV) ソフトウェア

Heart Risk Viewとは，J-ACCESSデータ解析から得られた，患者の3年以内の心事故発生率を算出するために開発したソフトウェアである（図4）。データ処理は本ソフトウェアをインストールしたPCに心筋SPECT画像データを取り込み，心筋SPECT画像のスライス選択ならびに範囲設定を行い，自動算出によりSSS，SRS，SDSを求めることができる。さらに多変量解析で有意となった項目を中心に，年齢，性別，糖尿病の有無，eGFR，QGSで得られた心機能諸値（EDV，ESV，EF）を入力すると，J-ACCESSデータ解析に基づいた3年以内の心事故発生率が算出される。現在はHRV-Sと呼ばれている。

なお，Heart Risk View-Sでは，多変量ロジスティック回帰モデルを用いた。その理由は，計算式から直接的に心事故発生率を導き出すことが可

図3 J-ACCESS：負荷時血流欠損像（SSS）の程度と心事故発生率

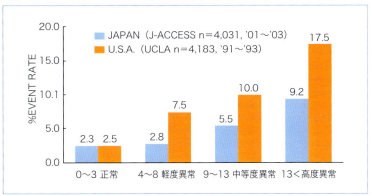

図4 J-ACCESS：心臓核医学診断・予後予測ツール（Heart Risk View）

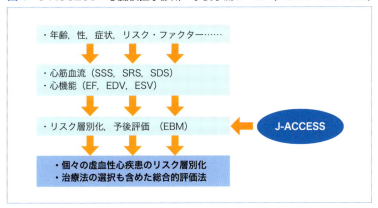

能なためである。

1）J-ACCESS2およびJ-ACCESS3研究

　虚血性心疾患におけるJ-ACCESS研究の成果から糖尿病が心筋梗塞の既往の有無と同程度のリスクを有すること，慢性腎臓病も心筋梗塞の既往の有無と同程度あるいはそれ以上のリスクを有すること，糖尿病と慢性腎臓病は虚血性心疾患の独立した因子であることが示された。

　そこで，糖尿病患者を対象に同様の手法でJ-ACCESS2研究（2型糖尿病における無症候性心筋虚血の評価）を施行した。SSS≧9を境にして群

別化すると10.5％に中程度以上の血流欠損を認め，3年間の経過観察でリスク層別化に有用であった。米国のDIAD studyでは，血流欠損像の出現は約20％と，わが国のそれより高頻度に出現している。いずれにしろ糖尿病は冠危険因子として重要なことが再確認された。

また，慢性腎臓病患者を対象に同様の手法でJ-ACCESS3研究（慢性腎臓病における心電図同期心筋SPECTの有用性に関する検討）を施行した。J-ACCESS2研究と同様にSSS≧8を境にして群別化すると，7％に中程度以上の血流欠損を有し，3年間の経過観察では，これらに加えeGFR低下かつCRP増加群においてリスク層別化に有用であった。

虚血性心疾患の非侵襲的検査法として，冠動脈CTAが注目を集めている。しかし，糖尿病や慢性腎臓病を伴う場合，高頻度に冠動脈石灰化や冠狭窄を認め，その評価が困難なことが多い。さらに，造影剤に関連した腎機能障害（CIN）が懸念されるため，安易に行うべきでない。同様の理由で，MRI造影剤（Gd-DTPA）に関しても腎不全症例では腎性全身性線維症（NSF）が生じる可能性が報告されている。

このような観点からも，アデノシン負荷心筋SPECTを用いた糖尿病，腎臓病における心筋虚血の検出およびリスク層別化は大きな意義がある。

4 J-ACCESS4研究

最近の有名なCOURAGE trialでは，安定労作性狭心症を対象として最適な薬物治療を行った群（OMT）と，PCI（コロナリー・インターベンション）施行後にOMTを行った群（PCI）とに分け，心イベントの出現率を比較すると長期予後において両群に差を認めなかった。この衝撃的な成績にかかわらず，治療前の負荷心筋SPECTで10％以上の虚血が認められた症例について検討すると，第1回目のSPECT（治療前）に比し，第2回目のSPECT（治療後）で5％以上の虚血改善群はそれ以下の群に比し予後が有意に良好なことがNuclear Substudyで報告されている。OMT，PCIのいずれにかかわらず，負荷心筋血流SPECTによる「虚血評価」が重要なことが改めて示されている示唆に富む成績であり，負荷心筋血流SPECTを用いた機能的PCIすなわちIschemia-guided（physiological）

	目的	登録および経過観察期間	参加施設数	患者数
J-ACCESS	虚血性心疾患の連続症例	2001.10〜2002.3 3年の経過観察	117	4,629
J-ACCESS 2	冠動脈疾患の既往のない無症候の2型糖尿病	2004.06〜2005.09 3年の経過観察	50	513
J-ACCESS 3	慢性腎臓病 (eGFR<50)	2009.04〜2010.9 3年の経過観察	62	549
J-ACCESS 4	心筋梗塞の既往のない冠動脈血行再建症例	2012.06〜2013.12 少なくとも1年の経過観察	59	494

表1　J-ACCESS研究の概要

PCIの妥当性が再認識されている。

そこで，J-ACCESS4研究（冠血行再建術による心血管イベントリスクの減少効果について，負荷心筋血流SPECTを用いた虚血量定量で評価するための調査研究）を開始した。1回目のSPECTに引き続き2回目のSPECT（薬物およびPCI治療後6〜10カ月）の経過観察から，虚血量定量とともに心血管イベントリスクの減少に関して有用な成果が得られた。

以上のJ-ACCESS研究の概要として1〜4の目的，登録および経過観察期間，参加施設数および患者数を表1にまとめる。

心臓核医学エビデンスの新たな展開として，Heart Risk Viewをさらに進化させ，ビッグ・データを用いたimage-based CADの推進により，たとえば各地区における心臓核医学検査の質の向上と普及化，各種介入試験におけるモニタリングとしての活用，さらにデータベースに基づく虚血性心疾患患者における個別化医療への応用など，多いに活用されることが期待される。

2 虚血性心疾患，糖尿病，慢性腎臓病（J-ACCESSおよびJ-ACCESS2, 3研究）

1 はじめに

　J-ACCESS研究は2001年に開始された，日本初の心臓イメージングを用いた全国的な予後調査である。日本人の心疾患や予後に適したデータベースの作成を目的にして実施され，心臓核医学に関連した数多くの新知見が報告されてきた。また，その成果の中から，冠動脈疾患の既往のない2型糖尿病を対象にしたJ-ACCESS研究が2004年から，慢性腎臓病を対象にしたJ-ACCESS3研究が2009年から，そして冠動脈血行再建症例の虚血軽減の予後に対する効果を評価するJ-ACCESS4研究が2012年から実施された。本項では，J-ACCESS 3までの概要と主な成果について記載する。

　なお，本章ではJ-ACCESS関連の文献を「7章 4.J-ACCESS研究業績一覧」（115頁参照）として一括してまとめたので，文献はその記号で記載する。

2 J-ACCESS研究

▶ 1）検査目的と心事故の定義

　本研究の目的は，虚血性心疾患を対象とした心電図同期SPECT（QGS）による心臓核医学検査の日本人患者での臨床データベースを作成することであった［J1.01］。欧米では1990年代から心臓核医学を用いた単施設あるいは多施設での予後評価研究が実施され，エビデンスとして定着していく一方で，日本にはそのような調査研究がなく，日本人独自のエビデンス作りが必要とされていた。そのような背景の中で，全国の100以上の施

設を含み，日本での心臓核医学検査の実態に合わせた予後調査研究の意義は大きい。

本研究の方法は以後のJ-ACCESS研究にも共通するが，^{99m}Tc-tetrofosminによる負荷および安静時に心筋血流SPECT検査を実施し，少なくとも安静検査時には心電図同期収集を行い，QGS（Quantitative Gated SPECT；Cedars Sinai Medical Centerで作成されたソフトウェア）による解析を実施することを基本とした。検査を実施された患者の基礎調査データに加えて，検査所見と予後との関連および心事故発生等のデータを3年間の追跡調査にて収集した。また，治療内容としては，心筋SPECT検査前の血行再建術，心筋SPECT検査前7日間の治療薬，登録後60日以内の血行再建術を記録し，他検査の初見（安静心電図検査，運動負荷心電図検査，胸部X線，心エコー検査，冠動脈造影所見，左室造影所見）も記録した。心筋SPECTについては読影結果およびQGSによる指標を収集した。

なお，本章では重症心事故（major cardiac events）の定義として，心臓死，非致死的心筋梗塞，入院を要する重症心不全を含めて解析が実施された。

以下に研究成果の概要を記載するが，その原著については章末の一覧表を参照されたい。

▶ 2）心臓核医学検査法の信頼性は高い

心臓核医学の定量法として1990年代の半ばから急速に普及したのが定量解析ソフトウェアとしてのQGSであり[1]，わが国でも心筋の欠損スコアを算出するQPSソフトウェアを合わせて主要な解析方法となっている。このJ-ACCESS研究においてはQGS解析が各施設で実施されたので，そのデータの再現性と信頼性は研究実施のための基本的な要件であった。そこで，106病院に左室駆出分画（LVEF）が約70％（欠損なし），50％，30％（欠損大）の3種類のデータを送り，各施設の処理条件でのQGS処理結果を調査したところ，LVEFの施設間再現性は5％以内，左室容積すなわち拡張末期容積（EDV）と収縮末期容積（ESV）の再現性は10％以内に収まることが確認された［J1.02］。また，日本人において，QGSか

図1 重症心事故の3年間の発生頻度と負荷時の欠損スコア (Summed Stress Score：SSS)

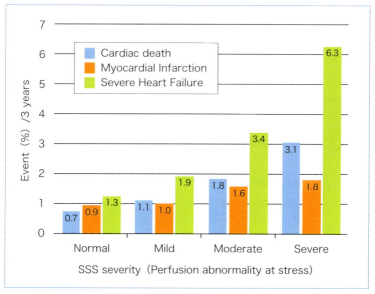

J-ACCESS研究ではSSSの重症度が20セグメントモデルで計算されているので，SSS分類は正常が＜4，軽度異常が4〜8，中等度異常が9〜13，高度異常が≧14である。

ら算出される指標の正常範囲も決定したが，米国のデータと比較して日本人女性でのLVEFが高く算出され，左室容積も相対的に小さいことが示され［J1.03］，この結果はその後，日本核医学会ワーキンググループが作成した日本人標準データベースとも合致する[2, 3)]。これらの，研究によりGated SPECTは多施設で機能的標準として用いてもよいことが明らかにされた。

▶ 3) 重症心事故の発生頻度と因子

重症心事故の発生は，SPECTでのSSSの4群（スコア＜4，4-8，9-13，≧14）で欠損サイズが大きくなるに従って増加する（正常，軽度異常，中等度異常，高度異常でそれぞれ2.3%，2.8%，5.5%，9.2% /3年）［J1.04］。また，LVEFが低い群では心事故率が増加する（EF≧45%

で2.9%，＜45%で16.6%/3年）。また，重症心事故発生に関連する因子を多変量解析で検討すると，年齢，糖尿病，負荷時の欠損スコア（summed stress score：SSS）分類，収縮末期容積（ESV），LVEFが有意の予測因子であった。

▶ 4）正常心筋SPECTでは予後が良好

心筋SPECTで正常所見であった場合，すなわち心筋血流欠損スコアSSSが2あるいは3以下であった場合に予後が良好で，ハードイベントの発生率が0.6%程度であることは欧米の研究で明らかにされていた。この正常所見の予後に関する意義は日本人でも同様であり，SSS≦3，LVEF正常，ESV正常の条件を加えても，重症心事故発生は0.8%/年であり，狭義のハードイベント（心臓死，非致死的心筋梗塞）は0.5%/年であった［J1.05, 06］（図3A）。この知見は，日本循環器学会の慢性冠動脈疾患ガイドラインにも含まれているように[4]，SPECT検査と冠動脈CTでいずれも検査が正常であった場合に，冠動脈疾患の可能性が低いことを支持する。同ガイドラインの中でも，冠動脈CTあるいは心筋SPECTの結果が正常であった場合には，経過観察や薬剤治療による加療を支持する。

▶ 5）重症心事故は糖尿病で増加する

糖尿病はJ-ACCESS研究において一貫して有意の心事故予測因子であるが，上記の多変量解析でも糖尿病のハザード比は2.2（$p<0.0001$）である。また，Kaplan-Meier生存曲線でも，糖尿病の存在は，心筋梗塞の既往と同等に予後規定因子であることが明らかで，心事故発生率を約2倍に増加させる（図2B）。糖尿病と心筋梗塞既往の両者がある患者では，予後はさらに不良である［J1.04］。さらに，慢性腎臓病と糖尿病の合併が独立した予後規定因子であり，両者の合併により心事故発生率が増加することも明らかになった（図2C）。

▶ 6）冠動脈狭窄が既知でもSPECT検査は付加価値がある

冠動脈疾患の有意狭窄の有無がわかっている場合でも，その冠動脈領域の虚血の有無によって心事故発生は有意に異なることも明らかとなった［J1.11］。重症心イベントの発生の主要な予測因子はsummed difference score（SDS）とESVであり，またハードイベントの発生に

図2　J-ACCESS研究における3年間の生存解析

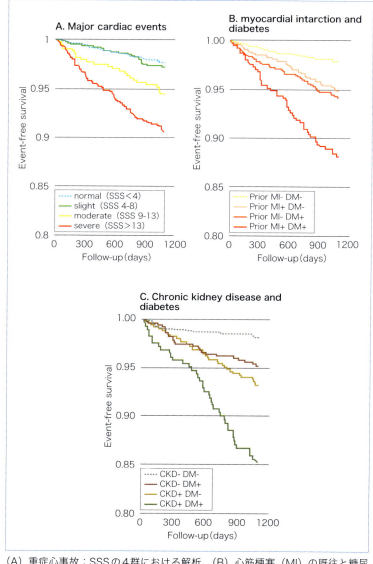

(A) 重症心事故：SSSの4群における解析，(B) 心筋梗塞（MI）の既往と糖尿病（DM）の有無による解析，(C) 慢性腎臓病（CKD）とDMの有無による解析。

図3 J-ACCESS研究における心事故発生に関する主な結果

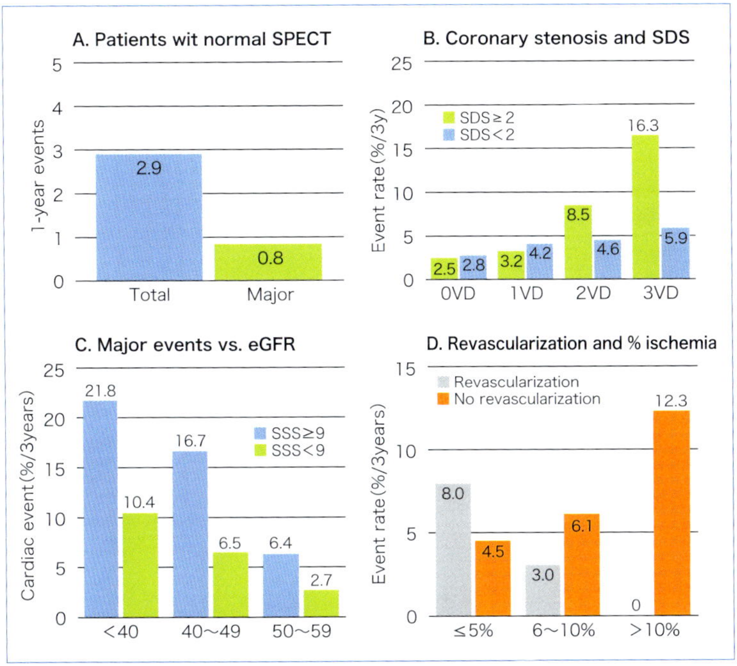

A. 正常の心筋SPECTであった場合の重症心事故発生率［J1.05, 06］
B. 冠動脈狭窄の0枝（0VD），1枝（1VD），2枝（2VD），3枝病変（3VD）と虚血スコア（SDS）による重症心事故発生率［J1.11］
C. eGFRと負荷時欠損（SSS）による重症心事故発生率［J1.15］
D. 虚血量（％SDS）と早期血行再建の有無による重症心事故発生率の比較［J1.14］
※本項のグラフはいずれも原著の元データより作成しているが，詳細は各文献を参照されたい。

ついては冠動脈狭窄数とESVが予測因子となる。SDS2以上では2未満の群に比して有意に重症心事故の発生が多いが，この所見は冠動脈1枝，2枝，3枝病変のいずれでも有意であり（図3B），心事故の発症抑制に虚血の解除が必要であると知見にも合致するものである。

▶ **7）重症心事故は慢性腎臓病で増加する**

J-ACCESS研究のサブ研究の1つとして慢性腎臓病を対象に実施され

た予後解析では，推定糸球体濾過値（eGFR）が，重要な予後規定因子であった［J1.16］。eGFR（mL/min/1.73m^2）30-60（stage 3），15-30（stage 4），＜15（stage 5）に分類した結果でも，3年間の重症心事故発症はそれぞれ7，16，21％であり，明らかな有意差が認められた（図3C）。

▶8）重症心不全の発生予測因子は何か

J-ACCESS研究においては心事故の中でも重症心不全の発症が半数を占める重要な要素である。心不全に関連した予後因子を3,835症例で検討すると，慢性腎臓病（ハザード比6.3），ESV index（mL/m^2）（1.02），SSS中等度〜高度（3.01）が心不全発生の予測因子であった。これらの因子の統合によりさらに心不全予後評価の統計的価値は増加し，機能的評価と血流評価の重要性が確認された［J1.15］。

▶9）血行再建は虚血のある患者で有効

虚血量が冠動脈インターベンション（PCI）等の血行再建の適応決定にあたって重要な因子となることは，米国の複数の研究により報告されている[5, 6]。Hachamovitchらの検討では，薬剤治療と血行再建によりその後の心事故発生の検討を行ったところ，血行再建が有効となる境界の虚血量が10％であったことから，以後のPCIの適応の指針とされてきた。この虚血量10％は欧州の冠動脈血行再建のガイドラインの中でも採用され，安定狭心症あるいは無症候性虚血における血行再建の適応は，左室の10％以上の中等度以上の虚血がある場合にClass Ⅰ（有効で有益のエビデンスあるいは一般的な意見の一致）とされている[7]。また，J-ACCESSのサブ解析においても，早期血行再建群ありとなしの群で316症例ずつプロペンシティスコアを統一した2群で比較検討した［J1.14］（図3D）。その結果，虚血量≤5％，6〜10％，＞10％の3者において心事故発生率は血行再建ありの群で8％，3％，0％，なしの群で5％，6％，12％であり，血行再建は虚血量≥10％で有意に有効であった（p=0.0062）。

3 J-ACCESS 2 研究

▶ 1) J-ACCESS2研究の概要

　J-ACCESS研究では糖尿病が重要な予後規定因子であったことから，2型糖尿病で無症候性の心筋虚血患者を対象とした心電図同期SPECT（QGS）による心臓核医学検査の日本人での臨床データベースを作成することがJ-ACCESS2研究の目的であった．同様に99mTc-tetrofosminによる負荷および安静心筋血流SPECT検査を実施し，QGSによる解析を実施した．心事故発生のデータを3年間の追跡調査で検討した．

▶ 2) J-ACCESS2研究の主要な結果

　本研究では50施設の参加により513症例が登録された［J2.1］．対象となる症例選択は，50歳以上，頸動脈の最大内膜中膜複合体厚（intima-media thickness：IMT）1.1mm以上，尿中アルブミン30mg/gクレアチニン，および次のうちの2項目（腹部肥満，HDLコレステロール40mg/dL未満，中性脂肪150mg/dL以上，高血圧130/85mmHg以上）であった．この基準により，冠動脈疾患としては既往がなく，無症候の患者であるが軽度のリスクのある2型糖尿病の患者が選択されたことになる．

　対象患者のSPECTでの血流欠損と虚血をみると，虚血（線維化なし）は11％，線維化（虚血なし）は16％，虚血＋線維化は6％に認められ，32％の症例でSPECT上何らかの血流異常が認められた［J2.2］．3年後の結果では最終的に485症例の解析で心事故発生は62症例に認められた．なお，この心血管イベントには死亡（突然死3例，心臓死2例），急性冠症候群（9例），重症心不全入院（3例）のほかに，新規発症の狭心症，重症でない心不全，脳血管障害，末梢動脈疾患を含め62症例が含まれる．単変量解析では年齢，現在の喫煙，インスリンの使用，チクロピジン服用，コレステロール高値，eGFR低下，LVEF低値，SSS中等度以上（≥9）が有意の因子であった．また，多変量解析ではSSS≥9，eGFR低下，喫煙が有意の予後規定因子であった（図4）［J2.3］．さらに，J-ACCESS2の登録症例にはメタボリック症候群の頻度が47％と高かっ

図4　J-ACCESS2研究における糖尿病患者におけるSSS高値（≥9）低値（＜9）と全心血管事故の生存解析

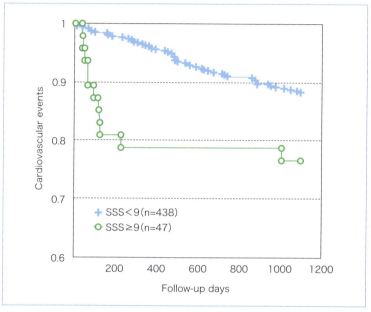

たことから，糖尿病でメタボリック症候群の有無による2群の比較を行ったが有意の差はなく，むしろSSSで評価される血流異常が有意の因子であった［J2.5］。この点は，対象症例として糖尿病としては比較的軽症で冠動脈疾患としては無症候の患者が登録されたことも一因となっている。これに対して米国で糖尿病とメタボリック症候群の患者データで検討すると，メタボリック症候群のリスク因子数の増加とともに心筋血流欠損が増え心事故が増加することが報告されている[8]。

4　J-ACCESS3研究

1）J-ACCESS3研究の概要

2009年から実施されたJ-ACCESS3研究は，慢性腎臓病患者の心疾患診療における心筋SPECT検査の有用性を多施設にて検討するための調査

研究である［J3.1］。慢性腎臓病は心血管イベントの独立した予後予測因子であり，最初のJ-ACCESS研究の中でも予後に対する影響が大きい因子として注目されていた。この調査研究では透析に至っていない慢性腎臓病を対象にして，同様に3年間の心血管事故が検討され，eGFR，左室機能と心筋血流さらにC反応性蛋白（CRP）の意義も強調された。

2）J-ACCESS3研究の主要な結果

対象は冠動脈疾患の既往のない529症例であり，62施設の参加のもとに実施された［J3.2-3］。登録された患者はeGFR＜50mL/min/m^{2}で冠動脈疾患の可能性があり，次の7項目の少なくとも1つ，すなわち高血圧，糖尿病，高脂血症，末梢動脈疾患，現在の喫煙，冠動脈疾患の家族歴，虚血性脳血管障害の既往を有する患者であった。3年間の心血管事故は60症例に認められたが，心臓死3例，突然死6例，非致死的心筋梗塞5例，心不全入院46例であり，重症心不全が主な心事故であった。生存解析でもSSS高値，eGFR低下，CRP増加により予後の層別化が可能であったが，多変量Cox解析ではSSS≧8，eGFR＜15mL/min/m^2，CRP＞0.3 mg/dLが心事故の独立した予測因子であった［J3.3］。また，重症心事故予測の変数について受信者特性（ROC）解析を行うと，SSS，LVEF，eGFRの3変数モデルではROC曲線下面積が0.61であったが，CRPを追加して4変数モデルにすると0.69へと有意に改善した。SPECT後の予後調査においてCRPに着目した報告は比較的少ないが，重症心事故の発生に腎疾患に伴う血管障害や動脈硬化性変化の背景として炎症変化が関与することを示した点は興味深い。

本研究のサブ解析として，正常心筋SPECTの意義を検討したところ，27例の心事故が生じた。このうちeGFR＜15mL/min/m^{2}では≧30mL/min/m^{2}の患者と比較して有意に高値であり，貧血とCRP高値も同様にリスクを増加させた［J3.4］。

Hakeemらは1,652例の慢性腎臓病患者において心臓死の予後を検討している（この研究でのハードイベントをみると全死亡217人，心臓死114人，非致死的心筋梗塞73人であり，重症例が多い）[9]。その結果，心筋虚血は独立の心臓死と心臓死と非致死的心筋梗塞の予後予測因子であ

図5 J-ACCESS3研究における慢性腎臓病患者でのeGFR（mL/min/1.73m²；15未満と15以上）とSSS（8未満と8以上）による生存解析［J3.3］

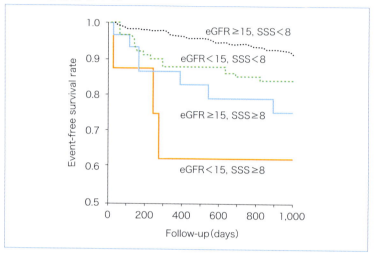

り，SPECTと慢性腎臓病の両者が従来のリスク因子や心機能に対して付加価値をもつことが明らかにされている。この研究と比較してJ-ACCESS3研究では重症例の登録が少ないので心臓死に関する統計的パワーは異なるが，SPECTの付加価値がいずれの場合でも認められることに注目できる。

5 J-ACCESSリスクモデル

J-ACCESS研究を臨床的にリスク層別化に活かすために，J-ACCESS研究の多変量解析の結果をもとに作成した重症心事故発生を予測するリスクモデルを作成した。すなわち，心筋血流イメージングの血流異常と左室機能異常の情報に，臨床情報を加えて統合的に心事故発生率を予測することにより，低リスクから高リスク患者までの層別化を行うことが目的である。

最初のリスクモデルは，多変量解析の結果有意とされた4つの変数すな

わち年齢，SSS，LVEF，糖尿病の有無から多変量ロジスティックモデルにより作成されたものであり，Heart Risk Viewソフトウェア（日本メジフィジックス株式会社）および重症心事故リスクチャートとして公開された［J1.18］。本モデルは重症心事故として心臓死，非致死的心筋梗塞，入院を要する重症心不全を3年間の％で確率表示するユニークな手法である。その後，eGFRが重要な独立した予後規定因子であることが統計的にも確認されたため，上記の4因子にeGFRを加えて5変数のリスクモデルの改訂版が作成された［J1.19-20］。公開時にはSSSを2群（10％以上と未満のカテゴリー），eGFR（mL/min/1.73m^2）は連続数としてリスクチャートが作成されたが，Heart Risk View改訂版（Heart Risk View-S, 現在，株式会社AZEにより販売）への導入にあたってはSSS4群（正常，軽度，中等度，高度異常），eGFRを5群（＜30，30〜44，45〜59，60〜89，≧90）のカテゴリー変数として，3年間の心事故予測を行う仕様とした。

　このリスクモデルの検証をJ-ACCESS研究と類似の対象背景をもつ症例で検討したところ（ARPPROACH研究，北陸地区で実施された多施設研究，n=297），心事故の重症心事故リスク値を用いて，特に10％／3年により予後の層別化が可能であり，心事故の予測率も実際の心事故率と同等であった［J1.22］。また，正常の心筋SPECTであった症例（n=698）では，心事故発生率が平均2.9％であり，低リスク群を有効に層別化できることが示された［J1.21］。さらに適用範囲を慢性腎臓病の患者に拡大して，J-ACCESS3の対象（n=526）を用いてリスクモデルの予測精度を検証すると，低リスクから高リスク群まで良好に予後が層別化できることが確認された［J1.23］。しかしながら，eGFR＜15mL/min/1.73m^{2}すなわちStage 5の慢性腎臓病患者では，その予測値に関わらず重症心事故は高率であり，特に慢性腎臓病の末期は適用に注意を要することも明らかとなった。

図6 J-ACCESSリスクモデルによる重症心事故発生率

Age		Low SSS No diabetes eGFR				Low SSS No diabetes eGFR				High SSS No diabetes eGFR				Low SSS diabetes eGFR				High SSS diabetes eGFR		
50	EF(%)	60	45	30		60	45	30		60	45	30		60	45	30		60	45	30
	20	3	4	5	20	6	8	9	20	7	8	10	20	13	16	19
	30	2	3	3	30	4	5	7	30	5	6	7	30	9	11	14
	40	2	2	2	40	3	4	5	40	3	4	5	40	7	8	10
	50	1	1	2	50	2	3	3	50	2	3	4	50	5	6	7
	60	1	1	1	60	2	2	2	60	2	2	3	60	3	4	5
60		60	45	30		60	45	30		60	45	30		60	45	30
	20	6	7	8	20	11	13	16	20	12	14	17	20	21	25	29
	30	4	5	6	30	8	9	12	30	8	10	13	30	16	19	22
	40	3	3	4	40	5	7	8	40	6	7	9	40	11	14	17
	50	2	2	3	50	4	5	6	50	4	5	7	50	8	10	12
	60	1	2	2	60	3	3	4	60	3	4	5	60	6	7	9
70		60	45	30		60	45	30		60	45	30		60	45	30
	20	10	12	14	20	17	21	25	20	19	23	27	20	32	37	43
	30	7	8	10	30	13	16	19	30	14	17	21	30	25	29	34
	40	5	6	7	40	9	11	14	40	10	13	15	40	19	22	27
	50	3	4	5	50	7	8	10	50	7	9	11	50	14	17	20
	60	2	3	4	60	5	6	7	60	5	7	8	60	10	12	15
80		60	45	30		60	45	30		60	45	30		60	45	30
	20	16	19	23	20	27	32	37	20	30	35	40	20	46	51	57
	30	12	14	17	30	21	25	29	30	23	27	32	30	37	42	48
	40	8	10	13	40	16	19	23	40	17	20	24	40	29	34	39
	50	6	7	9	50	11	14	17	50	13	15	18	50	22	26	31
	60	4	5	7	60	8	10	12	60	9	11	14	60	17	20	24

年齢,eGFR,糖尿病の有無,SSSの高低(≥8,<8),EF(%)に基づき新規に作成した。計算式は文献[J1.20]を参照。

6 本項のまとめ

J-ACCESS研究は国内で最初の心筋血流イメージングを用いた大規模な予後調査であったが,心筋血流と心機能の予後に対する影響と同時に,日本人特有の重症心事故発生率や,合併疾患特に糖尿病と慢性腎臓病の重要性を確認した。米国の多施設研究の予後調査と比較すると,本研究での重症心事故は比較的少なかったが,日本人の循環器疾患による総死亡が米国より低いことや,登録された患者の重症度の差,心臓核医学を選択する際の適用方法の差など様々な因子が関与するものと推定される。しかしながら,予後を規定する因子には共通点とともに日本での特徴も明らかにさ

れ，さらには最終的な虚血軽減量が予後の重要な因子であることも実証された。リスク層別化の考え方はこのような大規模研究によって強化されるが，特に低リスクの患者では経過観察や薬剤治療を中心に，また高リスク群では血行再建へと患者の病態を総合した個別化医療につながるものと期待がもたれている［J.01-02］。

参考文献

1) Germano G et al : Automatic quantification of ejection fraction from gated myocardial perfusion SPECT. J Nucl Med 36: 2138-2147, 1995
2) Nakajima K : Normal values for nuclear cardiology: Japanese databases for myocardial perfusion, fatty acid and sympathetic imaging and left ventricular function. Ann Nucl Med 24: 125-135, 2010
3) Nakajima K et al : Normal values and standardization of parameters in nuclear cardiology: Japanese Society of Nuclear Medicine working group database. Ann Nucl Med 30: 188-199, 2016
4) 山科章他：(2007-2008年度合同研究班報告) 冠動脈病変の非侵襲的診断法に関するガイドライン. Circ J 73 (Suppl Ⅲ): 1019-1989, 2009
5) Hachamovitch R et al : Comparison of the short-term survival benefit associated with revascularization compared with medical therapy in patients with no prior coronary artery disease undergoing stress myocardial perfusion single photon emission computed tomography. Circulation 107: 2900-2907, 2003
6) Windecker S et al; Task Force members : 2014 ESC/EACTS Guidelines on myocardial revascularization: The Task Force on Myocardial Revascularization of the European Society of Cardiology (ESC) and the European Association for Cardio-Thoracic Surgery (EACTS) Developed with the special contribution of the European Association of Percutaneous Cardiovascular Interventions (EAPCI). Eur Heart J 35: 2541-2619, 2014
7) Montalescot G et al; Task Force members : 2013 ESC guidelines on the management of stable coronary artery disease: the Task Force on the management of stable coronary artery disease of the European Society of Cardiology. Eur Heart J 34: 2949-3003, 2013
8) Shaw LJ et al : Cardiovascular disease risk stratification with stress single-photon emission computed tomography technetium-99m tetrofosmin imaging in patients with the metabolic syndrome and diabetes mellitus. Am J Cardiol 97: 1538-1544, 2006
9) Hakeem A et al : Predictive value of myocardial perfusion single-photon emission computed tomography and the impact of renal function on cardiac death. Circulation 118: 2540-2549, 2008

3 コロナリー・インターベンション, 薬物療法 (J-ACCESS4研究)

1 はじめに

　J-ACCEES研究により虚血性心疾患を有する, あるいは疑われる患者に対して, 負荷心筋血流シンチグラフィによる心血管病の予後評価が可能であることが明らかにされた。このような研究の流れの中で, 心筋血流シンチグラフィによって評価される虚血心筋量をターゲットとした治療により, 心血管病の予後が改善されるかどうかを評価したのがJ-ACCESS4研究である。

2 J-ACCESS4研究の概要

　J-ACCESS4研究のデザインを図1に示す。研究対象や重大な心事故は, これまでのJ-ACCESS研究を踏襲している。これまでのJ-ACCESS研究と比べると, 虚血性心疾患への治療介入による効果判定のため冠動脈疾患の有病率が高く, 第1回, 第2回とも負荷および安静時心電図同期SPECTが行われたことが特徴として挙げられる。

　登録後, 担当医師の判断に基づいて最適と考えられる治療 (冠血行再建術あるいは薬物療法) が実施された。2回の負荷心筋血流シンチグラフィにより, この間の虚血性心疾患に対する治療効果の判定がなされた。本研究では虚血心筋量を明確化するために, 「%Myo ischemia = SDS/68×100%」を指標として用いている。登録された症例と解析方法を図2に示す。最終的に298例が解析対象となった [J4.1]。

3 J-ACCESS4研究で明らかにされたこと

▶1) 虚血心筋量と冠動脈造影所見により治療方針が決定される

　虚血心筋量が5%以上と未満では冠血行再建術の施行率が異なった (図

図1　J-ACCESS4の研究デザイン

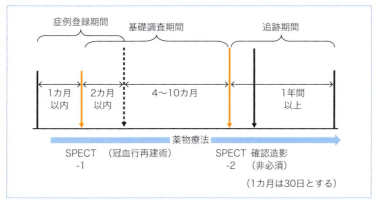

図2　登録症例と解析方法

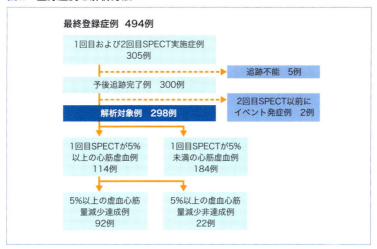

3A）。冠動脈造影との比較において多枝病変患者の割合をみると，虚血心筋量や治療後の虚血心筋量減少とは関連がなかった（図3B）。担当医師は両者の所見を考慮しながら，個々の症例の治療方針を決定していた。5％以上の虚血心筋量減少が得られた症例では多枝病変の割合が低く，この所見は重症虚血の解除が1カ所の責任病変により可能かどうかが虚血心筋

図3 （A）虚血心筋量と冠血行再建術の割合　（B）多枝病変と虚血心筋量および虚血心筋量減少の関係　（C）冠血行再建術と虚血心筋量減少の関係

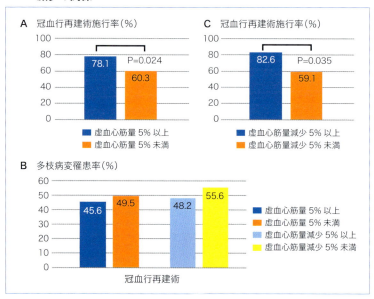

量減少と関わっていることを示している。

▶ 2) 適切な治療により心筋虚血量は減少する

　治療により虚血心筋量は有意に減少した（図4A）。冠血行再建術で虚血心筋量の減少が大きかった（図4B）。研究期間内にβ遮断薬とスタチンの処方率は上昇し（図4C），LDLコレステロール値は有意に低下した（図4D）。

▶ 3) 冠血行再建術は強力に虚血心筋量を減少させ，心機能を改善する

　第1回負荷心筋血流シンチグラフィ後の冠血行再建術が5%以上の虚血心筋量減少に関わる唯一の因子であった（図3C）。冠血行再建術，薬物療法いずれでも，虚血心筋量が5%未満，5～10%未満，10%以上を有する症例の割合が第1回から第2回負荷心筋血流シンチグラフィにかけて減少した。冠血行再建術を施行された症例では，虚血心筋量が薬物療法と比

図4 (A) 治療法による%Myo ischemiaの変化 (B) 治療法による重症度別虚血心筋量の変化 (C) 研究期間中の処方率の変化 (D) 研究期間中のLDLコレステロール値の変化

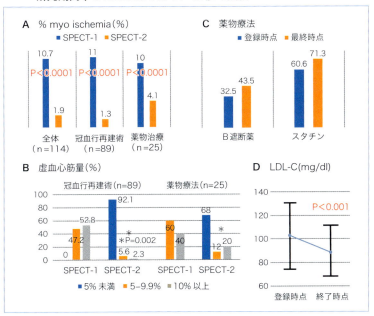

較して有意に改善し（図4B），さらに冠血行再建術により負荷時の左室駆出率，左室容積が有意に改善した（図5A，B，D）。安静時の左室駆出率も慢性期には冠血行再建術施行例が薬物療法症例よりも良好となった（図5C）。

▶4）心筋虚血量の5％以上の減少は有用

第2回負荷心筋血流シンチグラフィ後平均22カ月間の経過観察が行われた。虚血心筋量を5％以上減少できた症例では，できなかった症例に対して心事故は少なかった（図6）[J4.2]。第1回負荷心筋血流シンチグラフィにおいて虚血心筋量が5％未満であった184例との比較では，5％以上虚血心筋量を減少できた症例の予後は，もともと虚血心筋量が少なかった症例と同様であった。しかし，5％まで虚血心筋量を減少できなかった

図5 冠血行再建術と薬物治療前後での心機能指標の変化 （A）負荷時左室駆出率 （B）安静時左室駆出率 （C）負荷時左室拡張末期容積 （D）負荷時左室収縮末期容積

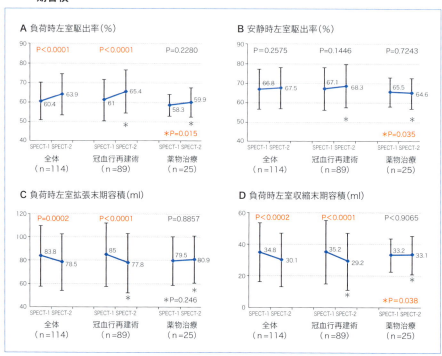

症例は予後不良であった（図6）。この知見は5％以上の虚血心筋量減少があれば心予後が良好であったとするCOURAGE Nuclear substudyと一致するとともに，適切な治療により以前から予後良好とされてきた，虚血心筋量の少ない症例と同様のレベルまで心予後を改善できることが示された。

▶5）残存虚血のない症例は予後良好

虚血が消失した68例に注目すると，第2回負荷心筋血流シンチグラフィにおいて残存虚血のない症例では心事故はなく，残存虚血を有する症例よりも予後は良好であった（p=0.0146）。Interventional cardiologyの

図6　初回負荷心筋血流シンチグラフィ後の生存曲線

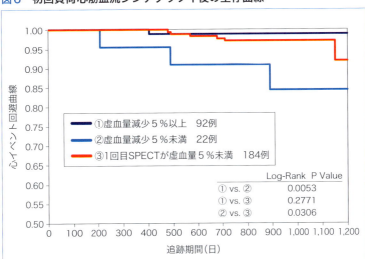

領域では，これまでにも冠動脈造影における有意狭窄をすべて治療する完全血行再建術が不完全血行再建術よりも予後良好であると報告されている。負荷心筋血流シンチグラフィにおいて，残存虚血なしであれば心事故がないという所見は，これと一致するものである。

▶6）適切な冠血行再建術は心機能と予後を改善させる

　冠血行再建術を施行された症例は，薬物療法のみの症例よりも予後良好であった（p=0.0070）。本研究では負荷心筋血流シンチグラフィと冠動脈造影の結果を基に主治医が治療方針を決定していることから，この結果は以前から議論されている虚血性心疾患における薬物療法に対する冠血行再建術の有効性を示すというよりは，むしろ冠血行再建術が有効と予想される症例の適切な選択に意義があることを示している。

a. 虚血性心疾患診療のあるべき姿を提案

　FAME研究以降冠動脈造影の狭窄度の程度ではなく，誘発虚血の有無により冠動脈形成術の適応を決定する方が予後良好とする報告が相次いでいる。わが国から報告されたReACT研究では，冠動脈形成術後慢性期の定

期的な冠動脈造影は心予後を改善せず，かえって再血行再建術を増加させることが報告された．したがって，虚血性心疾患に対する冠血行再建術の適応と治療効果の判定には，負荷心筋血流シンチグラフィを最初に行うことが効果的であることがわかる．さらに虚血性心疾患の予後を改善するためには，5％以上の虚血改善が得られる治療方針を立てることが最も重要である．

4 まとめ

J-ACCESS4研究は，世界で初めて虚血心筋量の減少が心事故予防につながることを前向きに示した研究である．これまで虚血性心疾患の診断と治療方針の決定には冠動脈造影がゴールドスタンダードとして用いられてきた．しかし，本研究の結果から慢性虚血性心疾患の真のターゲットは虚血心筋量であり，虚血性心疾患の至適治療方針の決定のためには，負荷心筋血流シンチグラフィと冠動脈造影を組み合わせることが重要といえる．

4 J-ACCESS研究業績一覧

分類	タイトル	執筆者	学術誌	番号
J-ACCESS スタディデザイン論文	Surveillance study for creating the national clinical database related to ECG-gated myocardial perfusion SPECT of ischemic heart disease: J-ACCESS study design	Kusuoka H, Nishimura S, Yamashina A, Nakajima K, Nishimura T.	Ann Nucl Med 20:195-202, 2006	J1.01
QGS精度検証	Inter-institution preference-based variability of ejection fraction and volumes using quantitative gated SPECT with ^{99m}Tc-tetrofosmin: a multicentre study involving 106 hospitals	Nakajima K, Nishimura T.	Eur J Nucl Med Mol Imaging 33:127-133, 2006	J1.02
	Normal limits of ejection fraction and volumes determined by gated SPECT in clinically normal patients without cardiac events: a study based on the J-ACCESS database	Nakajima K, Kusuoka H, Nishimura S, Yamashina A, Nishimura T.	Eur J Nucl Med Mol Imaging 34:1088-1096, 2007	J1.03
J-ACCESS主論文	Prognostic study of risk stratification among Japanese patients with ischemic heart disease using gated myocardial perfusion SPECT: J-ACCESS study	Nishimura T, Nakajima K, Kusuoka H, Yamashina A, Nishimura S.	Eur J Nucl Med Mol Imaging 35:319-328, 2008	J1.04
	Prognostic value of myocardial perfusion and ventricular function in a Japanese multicenter cohort study (J-ACCESS): the first-year total events and hard events	Nakajima K, Kusuoka H, Nishimura S, Yamashina A, Nishimura T.	Ann Nucl Med 23:373-381, 2009	J1.05
心電図同期負荷心筋血流SPECT正常所見における予後予測	Prognostic value of normal stress myocardial perfusion imaging in Japanese population -A study based on the J-ACCESS study-	Matsuo S, Nakajima K, Horie M, Nakae I, Nishimura T.	Circ J 72: 611-617,2007	J1.06
	Normal myocardial perfusion scan portends a benign prognosis independent from the pretest probability of coronary artery disease. Sub-analysis of the J-ACCESS study	Imamura Y, Fukuyama T, Nishimura S, Nishimura T.	J Cardiol 54:93-100, 2009	J1.07
負荷心電図と負荷心筋血流SPECTの対比および併用による予後予測	Prognostic value of myocardial perfusion SPECT images in combination with the maximal heart rate at exercise testing in Japanese patients with suspected ischemic heart disease: a sub-analysis of J-ACCESS	Ueshima K, Yamashina A, Usami S, Yasuno S, Nishiyama O, Yamazaki T, Nakao K, Nishimura T.	Ann Nucl Med 23:849-854, 2009	J1.08
	Relation between prognosis and myocardial perfusion imaging from the difference of end-point criterion for exercise stress testing: a sub-analysis of the J-ACCESS study	Muramatsu T, Nishimura S, Yamashina A, Nishimura T.	J Cardiol 56:51-58,2010	J1.09
	Clinical significance of ischemic electrocardiographic changes during stress myocardial perfusion imaging: sub-analysis of the J-ACCESS study	Takehana K, Nishimura S, Maeba H, Ueyama T, Iwasaka T, Nishimura T.	Ann Nucl Med 24:215-224, 2010	J1.10

負荷心筋血流SPECTにおける諸指標の有用性と、それらを用いた予後予測	Prognostic significance of stress myocardial gated SPECT among Japanese patients referred for coronary angiography: A study of data from the J-ACCESS database	Momose M, Nakajima K, Nishimura T.	Eur J Nucl Med Mol Imaging 36:1329-1337, 2009	J1.11
	Incremental prognostic value of stress/rest gated perfusion SPECT in patients with coronary artery disease-subanalysis of the J-ACCESS study	Hashimoto A, Nakata T, Wakabayashi T, Kusuoka H, Nishimura T.	Circ J 73:2288-2293, 2009	J1.12
	Prognostic value of post-ischemic stunning as assessed by gated myocardial perfusion single-photon emission computed tomography: a subanalysis of the J-ACCESS study	Usui Y, Chikamori T, Nakajima K, Hida S, Yamashina A, Nishimura T.	Circ J 74:1591-1599, 2010	J1.13
	Coronary revascularization does not decrease cardiac events in patients with stable ischemic heart disease but might do in those who showed moderate to severe ischemia	Moroi M, Yamashina A, Tsukamoto K, Nishimura T.	Int J Cardiol 158:246-252, 2012	J1.14
心不全の発症予測、糖尿病および腎不全病態合併時における負荷心筋血流SPECTの有用性と予後予測	Prediction of new-onset refractory congestive heart failure using gated myocardial perfusion SPECT imaging in patients with known or suspected coronary artery disease subanalysis of the J-ACCESS database	Nakata T, Hashimoto A, Wakabayashi T, Kusuoka H, Nishimura T.	JACC Cardiovasc Imaging 2:1393-1400, 2009	J1.15
	Prognostic risk stratification of myocardial ischaemia evaluated by gated myocardial perfusion SPECT in patients with chronic kidney disease	Hatta T, Nishimura S, Nishimura T	Eur J Nucl Med Mol Imaging 36:1835-1841, 2009	J1.16
	Incremental prognostic value of myocardial perfusion single photon emission computed tomography for patients with diabetes and chronic kidney disease	Okuyama C, Nakajima K, Hatta T, Nishimura S, Kusuoka H, Yamashina A, Nishimura T	Nucl Med Commun 32:913-919, 2011	J1.17
Heart Risk View・リスクモデル関連論文	Prognostic table for predicting major cardiac events based on J-ACCESS investigation	Nakajima K, Nishimura T.	Ann Nucl Med 22:891-897, 2008	J1.18
	Cardiac event risk in Japanese subjects estimated using gated myocardial perfusion imaging, in conjunction with diabetes mellitus and chronic kidney disease	Nakajima K, Matsuo S, Okuyama C, Hatta T, Tsukamoto K, Nishimura S, Yamashina A, Kusuoka H, Nishimura T.	Circ J 76: 168-175,2012	J1.19
	Estimation of cardiac event risk by gated myocardial perfusion imaging and quantitative scoring methods based on a multi-center J-ACCESS database	Nakajima K, Matsuo S, Okuda K, Wakabayashi H, Tsukamoto K, Nishimura T.	Circ J 75:10, 2417-2423, 2011	J1.20
	Usefulness of the novel risk estimation software, Heart Risk View, for the prediction of cardiac events in patients with normal myocardial perfusion SPECT	Sakatani T, Shimoo S, Takamatsu K, Kyodo A, Tsuji Y, Mera K, Koide M, Isodono K, Tsubakimoto Y, Matsuo A, Inoue K, Fujita H	Ann Nucl Med 30:716-721, 2016	J1.21

	Ability of the prognostic model of J-ACCESS study to predict cardiac events in a clinical setting: The APPROACH study	Aburadani I, Usuda K, Sumiya H, Sakagami S, Kiyokawa H, Matsuo S, Takamura M, Murai H, Takashima S, Kitano T, Okuda K, Nakajima K.	J Cardiol 72:81-86,2018	J1.22
	Risk stratification based on J-ACCESS risk models with myocardial perfusion imaging: Risk versus outcomes of patients with chronic kidney disease	Nakajima K, Nakamura S, Hase H, Takeishi Y, Nishimura S, Kawano Y, Nishimura T	J Nucl Cardiol 2018 Jun 12. doi: 10.1007/s12350-018-1330-8. [Epub ahead of print]	J1.23
J-ACCESS2 スタディデザイン 論文	Surveillance study for creating the national clinical database relating to ECG-gated myocardial perfusion SPECT of asymptomatic ischemic heart disease in patients with type-2 diabetes mellitus: J-ACCESS 2 study design	Kusuoka H, Yamasaki Y, Izumi T, Kashiwagi A, Kawamori R, Shimamoto K, Yamada N, Nishimura T.	Ann Nucl Med 22:13-21,2008	J2.1
J-ACCESS2 中間報告論文	Cardiovascular events in Japanese asymptomatic patients with type 2 diabetes: a 1-year interim report of a J-ACCESS 2 investigation using myocardial perfusion imaging	Nakajima K, Yamasaki Y, Kusuoka H, Izumi T, Kashiwagi A, Kawamori R, Shimamoto K, Yamada N, Nishimura T.	Eur J Nucl Med Mol Imaging 36:2049-2057, 2009	J2.2
J-ACCESS2 主論文	Prognostic value of gated myocardial perfusion imaging for asymptomatic patients with type 2 diabetes: the J-ACCESS 2 investigation	Yamasaki Y, Nakajima K, Kusuoka H, Izumi T, Kashiwagi A, Kawamori R, Shimamoto K, Yamada N, Nishimura T.	Diabetes Care 33:2320-2326, 2010	J2.3
J-ACCESS2 サブテーマ解析	Prognostic value of normal stress myocardial perfusion imaging and ventricular function in Japanese asymptomatic patients with type 2 diabetes-a study based on the J-ACCESS-2 database	Matsuo S, Nakajima K, Yamasaki Y, Kashiwagi A, Nishimura T.	Circ J 74:1916-1921, 2010	J2.4
	Metabolic syndrome is not a predictor for cardiovascular events in Japanese patients with diabetes mellitus asymptomatic for coronary artery disease: a retrospective analysis of the J-ACCESS-2 study	Nakajima K, Takeishi Y, Matsuo S, Yamasaki Y, Nishimura T	J Nucl Cardiol 20:234-241, 2013	J2.5
	Improved lipid profiles are associated with reduced incidence of coronary vascular events in asymptomatic patients with type 2 diabetes and impaired myocardial perfusion	Yamasaki Y, Katakami N, Kaneto H, Nakajima K, Kusuoka H, Kashiwagi A, Nishimura T	J Atheroscler Thromb 20:330-335, 2013	J2.6
	Prognostic value of myocardial perfusion imaging for cardiovascular events among asymptomatic Japanese patients with type 2 diabetes and mild renal dysfunction	Okuyama C, Nakajima K, Yamasaki Y, Nishimura T.	Nucl Med Commun 34:328-332, 2013	J2.7

J-ACCESS3 スタディデザイン論文	Prognostic study of cardiac and renal events in Japanese patients with chronic kidney disease and cardiovascular risk using myocardial perfusion SPECT: J-ACCESS 3 study design	Nakamura S, Kawano Y, Hase H, Hatta T, Nishimura S, Moroi M, Nakagawa S, Kasai T, Kusuoka H, Takeishi Y, Nakajima K, Momose M, Takehana K, Nanasato M, Yoda S, Nishina H, Matsumoto N, Nishimura T.	Ther Apher Dial 14: 379-385,2010	J3.1
J-ACCESS3 中間報告論文	Myocardial perfusion imaging for predicting cardiac events in Japanese patients with advanced chronic kidney disease: 1-year interim report of the J-ACCESS 3 investigation	Joki N, Hase H, Kawano Y, Nakamura S, Nakajima K, Hatta T, Nishimura S, Moroi M, Nakagawa S, Kasai T, Kusuoka H, Takeishi Y, Momose M, Takehana K, Nanasato M, Yoda S, Nishina H, Matsumoto N, Nishimura T.	Eur J Nucl Med Mol Imaging 41:1701-1709, 2014	J3.2
J-ACCESS3 主論文	Prognostic study of cardiac events in Japanese patients with chronic kidney disease using ECG-gated myocardial Perfusion imaging: Final 3-year report of the J-ACCESS 3 study	Nakamura S, Kawano Y, Nakajima K, Hase H, Joki N, Hatta T, Nishimura S, Moroi M, Nakagawa S, Kasai T, Kusuoka H, Takeishi Y, Momose M, Takehana K, Nanasato M, Yoda S, Nishina H, Matsumoto N, Nishimura T.	J Nucl Cardiol 2017 Apr 24. doi: 10.1007/s12350-017-0880-5. [Epub ahead of print]	J3.3
J-ACCESS3 サブテーマ解析	Prognostic value of normal stress myocardial perfusion imaging and ventricular function in Japanese patients with chronic kidney disease: a study based on the J-ACCESS-3 database	Matsuo S, Nakajima K, Takeishi Y, Nishimura T	Eur J Nucl Med Mol Imaging 45:1101-1107, 2018	J3.4
J-ACCESS4 スタディデザイン論文	Rationale and design of J-ACCESS 4: prognostic impact of reducing myocardial ischemia identified using ECG-gated myocardial perfusion SPECT in Japanese patients with coronary artery disease	Nanasato M, Nakajima K, Fujita H, Zen K, Kohsaka S, Hashimoto A, Moroi M, Fukuzawa S, Chikamori T, Nishimura S, Yamashina A, Kusuoka H, Hirayama A, Nishimura T	J Cardiol 63:159-164, 2014	J4.1

J-ACCESS4 主解析	Prognostic impact of reducing myocardial ischemia identified using ECG-gated myocardial perfusion SPECT in Japanese patients with coronary artery disease: J-ACCESS 4 study	Nanasato M, Matsumoto N, Nakajima K, Chikamori T, Moroi M, Takehana K, Momose M, Nishina H, Kasai T, Yoda S, Kiso K, Yamamoto H, Nishimura S, Yamashina A, Kusuoka H, Hirayama A, Nishimura T	Int J Cardiol 267:202-207, 2018	J4.2
総説	Cardiovascular events in Japan. Lessons from the J-ACCESS multicenter prognostic study using myocardial perfusion imaging	Nakajima K, Nishimura T.	Circ J 76: 1313-1321, 2012	J.01
	J-ACCESS: Japanese multicenter prognostic study of coronary artery disease using myocardial perfusion SPECT	Nakajima K, Nishimura T.	Ann Nucl Cardiol 4:123-126, 2018	J.02

＊J-ACCESS 3および4のサブ解析について，数テーマに関して，投稿中ないし準備中である（2018年9月現在）

1 Heart Risk View-Sの概念（心事故リスク推定）

1 はじめに

　虚血性心疾患の非侵襲的検査法として1970年代より^{201}TLを用いた心臓核医学検査が実施されるようになり，以後半世紀にわたり臨床使用が続けられている。近年，PET製剤を含め使用可能な核種は増加し，半導体検出器を備えた撮像装置まで登場する等，発展を遂げている。一般に負荷心筋SPECTは心筋虚血の検出目的に使用されるが，欧米を中心に豊富なエビデンスが構築され，虚血性心疾患におけるリスク層別化や予後推定にも用いられてきた。

　わが国でも近年^{99m}Tc-tetrofosmin負荷心筋SPECTを使用し，虚血性心疾患における国内臨床データベース作成のための調査研究J-ACCESSが報告された[1]。心事故発生を予測する独立危険因子が同定され，3年以内の心事故発生確率を算出するソフトウェアであるHeart Risk Viewが考案された。本項では心事故リスク推定の概念やHeart Risk Viewの臨床での使用例等を解説する。

2 J-ACCESSとは

　J-ACCESSの詳細の解説は他項にゆずるが，2000年初頭以降に心筋SPECTにおけるわが国のエビデンス構築のため全国117施設において実施された研究で，1～4の報告がある。初回のJ-ACCESS 1では4,629例の虚血性心疾患患者（疑い含む）が登録され，負荷心筋SPECT実施後，3年間にわたり追跡調査が実施された。175例（4.3%）に心事故（心臓死，非致死性心筋梗塞，心不全）を認め，これら心事故発生に関してCox比例ハザードモデルによる多変量解析を実施したところ，年齢，左室収縮末期容積（駆出率），糖尿病の合併，負荷時集積低下程度（SSS）が独立

図1　SSSによるリスク層別化（Eur J Nucl med Mol Imaging 35: 319-328, 2008）

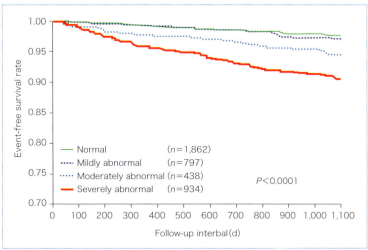

した予後予測因子であることが示された。欧米ではリスク層別化や予後評価に関するエビデンスが集積され，患者の治療方針決定に利用されているが，J-ACCESSでも心筋血流における血流欠損の程度，QGSデータによる左室収縮能，糖尿病の有無等によるリスク層別化が行われた。

SSSを重症度別に4段階に分類したところ，SSSが正常である群ではmajor advanced cardiac event発生率は低く，3年で2.31%であったのに対し，SSS高値群では9.21%と有意に高値であった（図1）。さらに左室駆出率においても，45%未満の群は以上の群に比較して有意に発生率が高値であった。

3　心事故発生確率算出のための回帰式

以上のように，単一指標に基づくリスク層別化についての報告は多数あるが，リスク層別化の精度を高めるために複数の指標をもとにして，患者の心事故発生率を具体的数値で計算するソフトウェアとして開発されたのがHeart Risk Viewである。初期段階で作成されたものは年齢，糖尿病の

有無，SSS，収縮末期容積（ESV）の4因子であり，以下の回帰式により算出される。

```
logit p = –8.9333 + 0.95159 (DM：0, 1) + 0.0635 (Age) + 0.225 (SSS：0-3) + 0.0182 (ESV)
P (%) = 1/ [1 + e (-logit p)] x 100
```

ESV は QGS ソフトウェアにより算出された数値を使用する。SSS は重症度に応じカテゴリーを入力する。つまり，SPECT を 17 領域に分類し，集積低下程度により 0 から 4 でスコアリングを行い，その総和が SSS となる。SSS が 0〜3 が正常で 0，4〜8 は軽度異常で 1，9〜13 は中等度異常で 2，14 以上は高度異常で 3 となる。

4 回帰式のバリエーション

下記のように，ESV の代わりに左室駆出率（LVEF）を用いた回帰式もある。

```
logit p = –4.8125 + 0.8858 (DM：0, 1) + 0.0558 (Age) + 0.1941 (SSS：0-3) – 0.0475 (LVEF)
P (%) = 1/ [1 + e (-logit p)] x 100
```

推定糸球体濾過率（eGFR）のデータが得られた 2,453 例を対象に実施された J-ACCESS のサブ解析により，eGFR も独立した予後規定因子であることが同定された[2]。これらにより，eGFR を心事故予測因子に含めた回帰式が以下のように新たに作成された。

```
logit p = –4.699 – 0.0151 (eGFR) + 0.7998 (DM：0, 1) + 0.0582 (Age) + 0.697 (SSS：0, 1) – 0.0359 (LVEF)
P (%) = 1/ [1 + e (-logit p)] x 100
```

現在の Heart Risk View における心事故発生確率は，eGFR を含めた上記回帰式が表示される仕様となっている。

図2 Heart Risk View-Sによる解析結果一覧

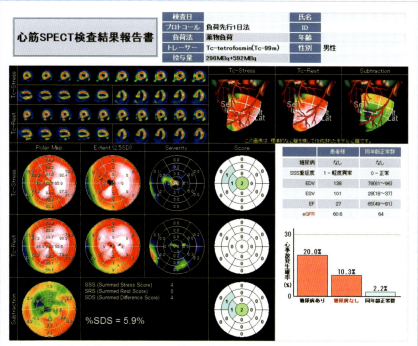

Tc-Stress (TF)：標準データベースと比較し，前壁領域，下壁領域，側壁領域には集積低下を認めません。
中隔領域の1％，心尖領域の35％に集積低下領域を認めます。
Tc-Rest (TF)：標準データベースと比較し，前壁領域，下壁領域には集積低下を認めません。
中隔領域の4％，側壁領域の1％，心尖領域の8％に集積低下領域を認めます。SSSは4点，SRSは0点，SDSは4点です。スコアから算出した％SDSは5.9％です。

5 Heart Risk View-Sの解析方法

　負荷時，安静時の2種類の画像を読み込み，位置合わせ処理を行う。通常は自動で位置合わせが完了し，心筋位置を自動的に検出する。引き続き極座標表示を作成し，各解析を行う。Heart Risk Viewでは，極座標表示からsubtraction，washout，mismatch（2核種収集の場合），標準データベースとの比較，スコアリング，およびリスク推定が可能である（図

2)。スコアリングについては，日本核医学学会ワーキンググループで作成された標準データベース3) が搭載されており，各施設における閾値設定は通常不要であるが，設定を変更でき，また自動スコアリング後に肉眼的読影による微調整ももちろん可能である。

6 解析結果

解析結果画面を図3に示す。Heart Risk Viewのversionにより多少レイアウトに相違がある。図2のように，解析可能項目すべてをレイアウトするとやや煩雑な印象を受けるため，日常臨床では極座標表示，自動スコアリング，虚血心筋量および心事故発生確率の算出結果のみを表示することが多い。本症例ではSPECT負荷時像にて前壁中隔から心尖部で集積低下を認め，SSSは4で軽度異常，その他のリスク因子と合わせて3年以内の心事故発生確率が10.3%と算出されている。

7 解析時の注意点

Heart Risk ViewはJ-ACCESSの研究結果より得られたデータを使用しており，J-ACCESS登録除外基準となった以下の患者に関する解析結果について，基本的には検証されていない。つまり，年齢20歳未満，発症3カ月以内の心筋梗塞・不安定狭心症，弁膜症，特発性心筋症，重篤な不整脈，NYHA class III以上の心不全，重篤な肝・腎疾患，その他負荷心筋シンチグラフィ実施が不適格の患者について，算出された予後予測指標については参考程度となる。またJ-ACCESSでは全例^{99m}Tc-tetrofosminが用いられており，それ以外の核種を用いて行った検査についても検証されていない。

8 検証：SPECTの自動診断能

スコアリングは通常読影において肉眼的診断に委ねられ，自動スコア化は肉眼的診断の補完的位置付けと考えられることが多い。Heart Risk Viewで行われる自動スコアリングについては，肉眼的視覚評価との間で検証がなされている。冠動脈疾患およびその疑い患者70例を対象に，そ

図3 Heart Risk Viewによる心事故発生確率算出

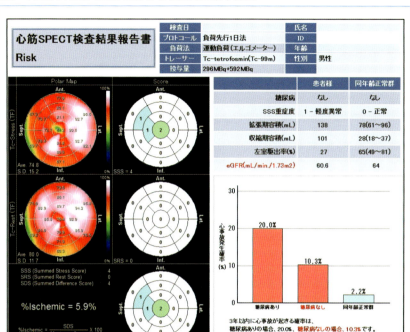

れぞれの算出方法で検証したところ，視覚評価によるSSSと自動スコアリングにおけるSSSとの間に良好な相関を有した[4]。心事故発生確率の算出にはSSSのカテゴリーを用いるため，視覚評価および自動スコアリングそれぞれを用いて算出された値には極めて高い相関を認めたことから，リスク推定上は視覚評価，自動スコアリング，いずれでも問題ないことが示されている（図4）。

9 Heart Risk View-S，Heart Risk View-Fについて

心事故発生確率算出のためのソフトウェアとして開発されたHeart Risk Viewは，2007年の運用開始当初は，自動スコアリングの方法として先に述べた方法とは別に，左室短軸断面を心基部，中間部，心尖部の3

図4 スコアリング方法の違いによる心事故発生確率算出に与える影響
(Circ J 75：2417-2423, 2011)

Table1. Correlation of Summed Stress Score Among Visual and Software Scoring Methods

Methods	R	P value
A. Method 1 (visual) vs.		
Method 2 (3 SA+1 mid VLA slices)	0.84	< 0.0001
Method 3 (Method 2+visual modification)	0.93	< 0.0001
Method 4 (polar map method)	0.84	< 0.0001
Method 5 (Method 4+visual modification)	0.84	< 0.0001
B. Inter-observer reproducibility		
Method 1	0.88	< 0.0001
Method 2	0.88	< 0.0001
Method 3	0.87	< 0.0001
Method 4	0.97	< 0.0001
Method 5	0.90	< 0.0001

SA, short-axis; VLA, vertical long-axis

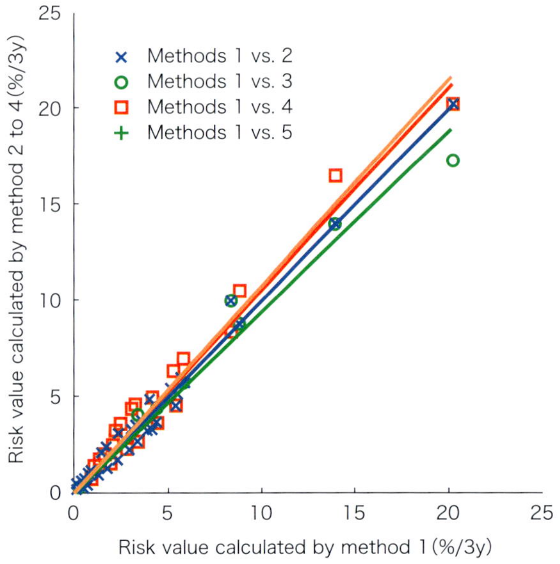

つのレベルで評価しスコア化するものであった．一方，極座標表示を用いて自動スコアリングを行うプログラムとして開発されたHeart Score ViewがHeart Risk Viewへ統合されHeart Risk View-Sとしてversion upされた．

　極座標表示を用いたスコアリングには，複数の核種における日本人の正常データベースが構築されており，スコアリングの精度が向上した．さらに心筋SPECT短軸画像より左室壁運動解析を実施するHeart Risk View-Fが新たに考案された．引き続き次項でこれらの臨床応用について述べる．

2 Heart Risk View-Sの臨床応用

1 はじめに

　前述のように，Heart Risk View-Sは心筋SPECT画像の極座標表示を用い，自動スコアリングを主体として心事故発生確率算出をはじめとした各種解析を行うソフトウェアである．最新のversionでは下記の解析が可能となっている（図2）．

- 極座標表示の自動作成
- 安静・負荷像の自動位置合わせ
- 3Dモデル心臓と血流像との重ね合わせ
- Washout rateの算出
- 日本人における標準データベースとの比較によるExtent，Severityの算出
- Mismatch領域の画像化
- 極座標表示の自動スコアリング
- 虚血心筋量の定量評価
- J-ACCESSのデータに基づく3年以内の心事故発生確率
- レポート機能

　Heart Risk View-Sにoriginalな機能として心事故発生確率が挙げられる．治療方針決定にHeart Risk View-Sが有用であった一例を提示する．

2 症例

　症例は80歳台の男性で過去に労作性狭心症と診断されている．3カ月前より認めた労作時胸部圧迫感の精査のため薬物負荷^{99m}Tc-tetrofosmin心筋シンチグラフィを実施した．SPECTでは負荷時に側壁で中等度の集積低下を認め，安静時に集積改善を認めたが，軽度集積低下は残存した（図5）．Heart Risk View-Sによる自動スコアリングでは安静時の集積低下を反映し，虚血心筋量は1.5％と低値であったが，3年以内の心事発

図5 80歳台男性 薬物負荷 99mTc-tetrofosmin 心筋SPECT

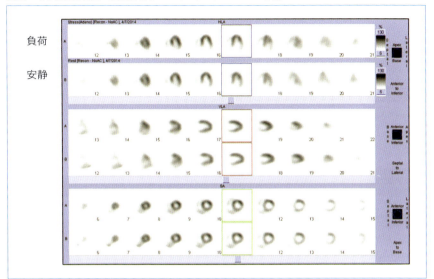

生率は9％で，同年齢の正常群と比較して1.8倍と高率であった（図6）。このため，精査目的に冠動脈造影を実施したところ，右冠動脈は狭窄病変を認めなかったが，左前下行枝にびまん性の狭窄と回旋枝に99％狭窄を認めた（図7）。心筋SPECTから虚血部位は回旋枝領域と判断し，同部位に対し冠動脈ステント留置術を行った。左前下行枝にも狭窄残存を認めたが，SPECTで虚血誘発がなかったこと，回旋枝の治療後に胸部症状が消失したことから，半年後にSPECTを再検し経過を観察する方針とした。図8に7カ月後の薬物負荷 99mTc-tetrofosmin 心筋SPECTを示す。負荷時，安静時とも集積低下部位を認めず，Heart Risk View-Sによる自動スコアリングでもSSSは0で3年以内の心事故発生確率も6％，同年齢の正常群との比較でも1.2倍とステント留置前と比較して改善を認めた（図9）。SPECTに集積異常を認めないことを確認し，左前下行枝の狭窄病変については薬物療法にて経過を観察することとなった。

一般に，虚血性心疾患に対する血行再建の適応として，虚血心筋量の定量が重要とされる[5]。本症例では，虚血心筋量は自動スコアリングで

図6　図5症例のHeart Risk Viewによる解析結果

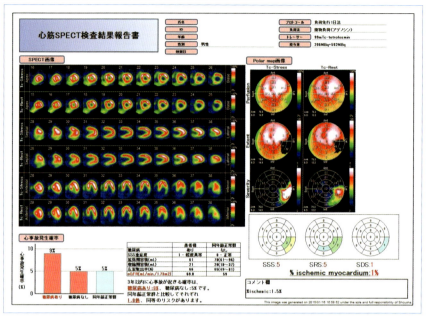

図7　図5症例の冠動脈造影

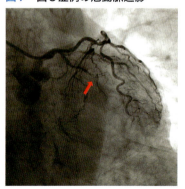 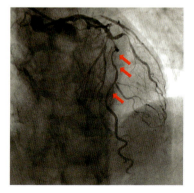

　1.5%と極めて低値で血行再建不要との判断になるが，心事故発生確率は9%と高値であった。虚血心筋量が過小評価された理由は高度狭窄に伴う

図8 PCI 7カ月後の心筋SPECT

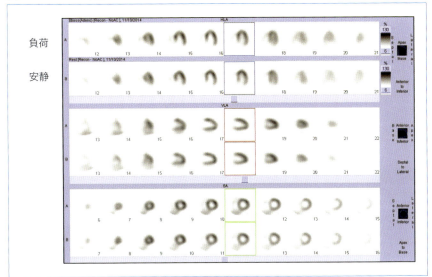

図9 図8のHeart Risk Viewによる解析結果

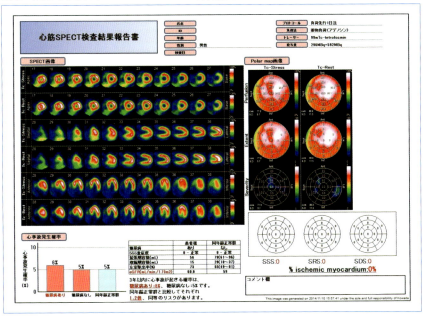

心筋障害により安静時像でも集積低下を来した点にあるが，心事故発生確率算出にはSSSによるカテゴリー評価となるため，本症例では妥当な評価が得られたと考えられる。

慢性期のSPECTでは側壁領域の集積低下は認められず，同部位は可逆的心筋障害であったことが推定される。さらに本症例では血管造影上は左前下行枝に有意な狭窄を認めるが，心筋SPECTでの虚血誘発は陰性であり，心事故発生確率も低値のため血行再建を行っていないが，その後も心事故発生を認めていない。

3 Heart Risk View-Sの検証

▶ 1) 高リスク患者の予後調査

実際にHeart Risk View-Sにより高リスクと判定された患者における予後について調査した[6]。2006年11月〜2010年4月までに負荷^{99m}Tc-tetrofosmin心筋シンチグラフィーが実施された1,380人の内，3年以内の心事故発生確率が20%以上と判定された患者につきその後の経過を観察した。平均596日の観察期間で死亡7例を含む23例の心事故発生を認め，心事故発生確率は27.7%であった。心事故群は非心事故群に対し年齢，性別，左室駆出率，SSSにおいて有意差を認めなかったが，心筋SPECT実施後の血行再建率において有意に低率であった（9% vs 38%，p=0.03）（図10）。Heart Risk View-Sによる心事故発生確率はおおむね実数と合致しており，心事故群での低血行再建率が予後に影響したと推定された。

▶ 2) SPECT正常例でのHeart Risk View-Sの有用性

高リスク患者のみならず，低リスク患者での実際の予後を追跡した検討も実施された。正常血流イメージングの心事故率は非常に低率であることが知られている。J-ACCESSのサブ解析[7]によると，正常血流イメージング患者の心事故寄与因子として，糖尿病の罹患，年齢，高血圧を挙げており，これらの項目はHeart Risk Viewのリスク因子と近似する。過去の報告において，3,461症例の中で負荷時に正常血流イメージングであった720症例を対象に，約1.5年の予後が追跡調査された[8]。その結果，

図10 Heart Risk View-Sにより高リスクと判定された患者における予後調査（核医学 48: 419-423, 2011）

Heart Risk Viewによる心事故発生確率についての検証

	心事故(+)群(n=23)	心事故(-)群(n=60)	P値
心筋虚血（+）	5 (22%)	17 (28%)	0.54
血行再建術（+）	2 (9%)	23 (38%)	**0.03**

実際の心事故発生率は23/83例（27.7%）であり，Heart Risk Viewの計算結果は妥当な数値であった。虚血があるにもかかわらず血行再建の施行に至らなかった症例で，心事故の発生頻度が高い傾向が観察された。

図11 SPECT正常かつ心事故発生確率高値の一例

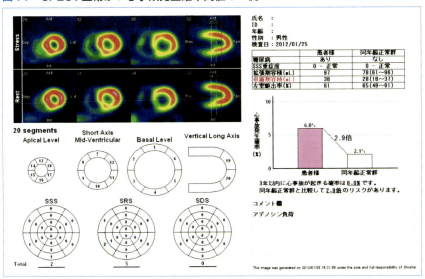

Heart Risk Viewにおける心事故発生確率のcut off値が3.1%と算出され，負荷時心筋SPECTに集積低下がなくとも，cut off値を超えるスコアを示した患者については，3枝病変の除外や心機能の評価を追加して実施すべきであると考えられた。

一例を示す。本患者は70歳台男性で，虚血性心疾患除外目的にて薬物負荷^{99m}Tc-tetrofosmin心筋SPECTが実施された。SPECT上，負荷時集積低下を認めず，核種の集積はほぼ均一であるが，Heart Risk Viewによる心事故発生確率は6.0%と高値であり（図11），後に心不全により入院した。

　SPECTのみの評価であれば，虚血性心疾患の除外が限界であるが，Heart Risk Viewと組み合わせることにより，SPECTが正常であっても高リスク患者の層別化が可能となる。

3 Heart Risk View-Fの臨床応用

1 はじめに

　Heart Risk View-Fとは，左室壁運動解析ソフトウェアとして開発されたHeart Function Viewを前身として，心臓解析パッケージとしてHeart Risk Viewへ統合された。本ソフトウェアは，心筋SPECT短軸画像データに基づき自動で左室心筋輪郭を抽出し，輪郭情報をもとに左室壁運動解析を行い，以下の解析が可能となっている。

- 左室容量曲線をもとにした心機能解析（図12）
- ヒストグラムをもとにした位相解析（図13）
- レポート機能

　以前より使用されていた心機能解析ソフトウェアであるQGSやEmory Cardiac Toolboxと比較して，心筋輪郭を決定するアルゴリズムに相違がみられ，小心臓や心外高集積の症例に対しても良好な輪郭抽出が得られる。

2 Heart Risk View-Fの検証

　心機能解析結果に関し，他のモダリティーと比較した検証がなされている[9]。QGS，cardioGRAF，心エコーとの比較では左室の収縮能，拡張能，左室腔容積につき良好な相関を得たと報告されている。位相解析においては，Emory Cardiac Toolbox，QGSおよびCardioREPOとの比較がなされている[10]。日本核医学会ワーキンググループにて構築された正常データベース登録症例において，phase standard deviation，phase bandwidthが検討された。解析アルゴリズムの違いにより，同一症例であってもそれぞれのプログラムにおける計測値に相違があった。さらに性

図12 左室容量曲線をもとにした心機能解析

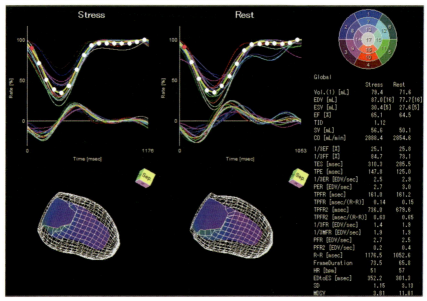

図13 ヒストグラムをもとにした位相解析

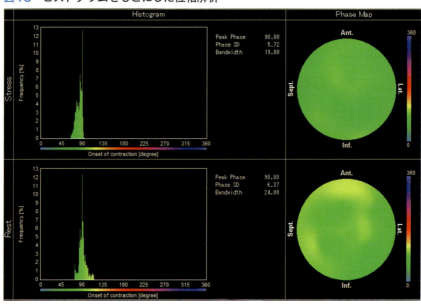

別や左室腔容積，駆出率などによって影響を受けることも判明し，複数のプログラムで比較検討する場合には注意が必要である．一方臨床での使用にあたっては通常同一症例を複数のプログラムで解析することはまれである．日本核医学会ワーキンググループにてそれぞれのプログラムにおける基準値も示されており，簡便に左室の収縮相における同期不全が評価可能となった．

3 症例

Heart Risk View-Fに搭載された機能で，注目すべきは位相解析による左室同期不全の評価である．一例を示す．本症例は80歳台男性で頸動脈に高度プラークを認め，心臓精査目的で薬物負荷^{99m}Tc-tetrofosmin心筋シンチグラフィが実施された．SPECTでは中隔に軽度の集積低下を認めるのみで明らかな心筋虚血所見を認めなかった（図14）．位相解析による

図14　80歳台男性　薬物負荷^{99m}Tc-tetrofosmin心筋SPECT

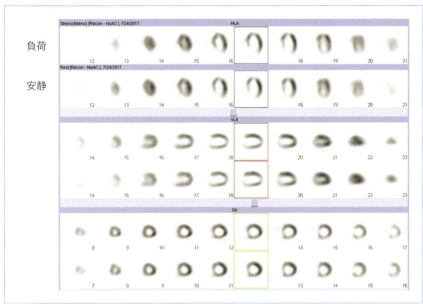

図15　図14の症例のHeart Risk View-Fによる位相解析

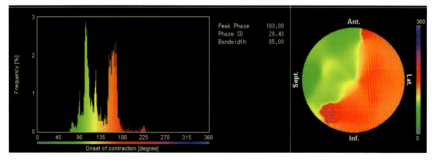

図16　図14の症例の心電図　完全左脚ブロックを呈する

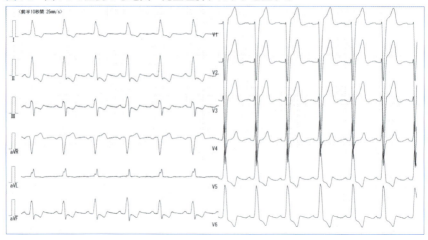

　同期不全の評価ではbandwidthが85°と延長し，Phase mapでも側壁での収縮時相の遅延が明らかである（図15）。心電図ではQRS時間157秒で，完全左脚ブロックを呈していた（図16）。本症例では左室収縮能は保たれ心不全症状も認めないことから，心臓再同期療法の適応とはならなかったが，Heart Risk View-Fでは収縮時相の遅延部位や程度が一目瞭然となり，かつSPECTによるviability評価も可能であることから，両室ペーシング実施時には有用な情報となる。

図17 60歳台男性　心尖部へのペースメーカ留置例

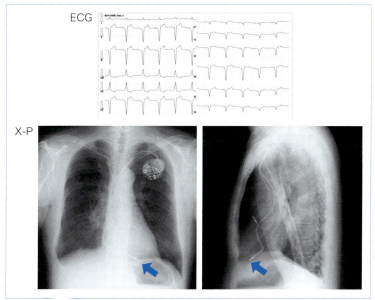

図18　図17の症例の位相解析

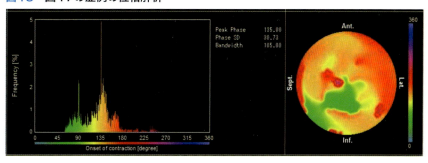

図19 60歳台男性　中隔へのペースメーカ留置例

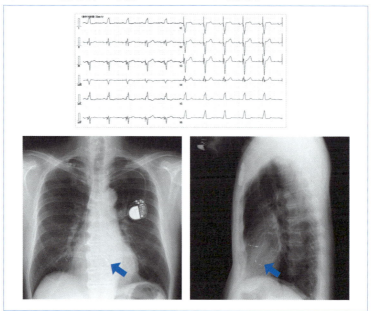

図20 図19の症例の位相解析

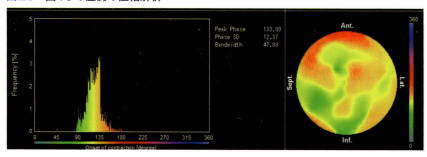

続いて徐脈性不整脈に対するペースメーカ留置患者での症例を示す。従来心室リードは右室心尖部へ留置することが一般的であったが，心電図上QRS幅は延長し，ペースメーカ起因性の心不全を呈する場合がある。図17は60歳台男性で心尖部へ心室リードが留置された患者の心電図および胸部X線である。Heart Risk View-Fによる位相解析では心尖部以外の収縮時相は遅延しており，bandwidthも105°と延長していた（図18）。一方で図19は60歳台男性，右室中隔へ心室リードが留置された症例の心電図および胸部X線である。図20に示すとおり，bandwidthは47°でPhase mapでも明らかな遅延部位を認めない。ペーシング部位の差により左室同期不全の程度に違いがみられ，ペースメーカ起因性心不全の要因になり得ることが判明した。万一ペースメーカ後に心不全症状を呈し，Heart Risk View-Fにより同期不全が高度と判明した場合には，心臓再同期療法へのupgradeも選択に挙がると考えられる。

参考文献

1) Nishimura T et al : Prognosis study of risk stratification among Japanese patients with ischemic heart disease using gated myocardial perfusion SPECT: J-ACCESS study. Eur J Nucl Med Mol Imaging 35: 319-328, 2008
2) Hatta T et al : Prognostic risk stratification of myocardial ischaemia evaluated by gated myocardial perfusion SPECT in patients with chronic kidney disease. Eur J Nucl Med Mol Imaging 36: 1835-1841, 2009
3) Nakajima K et al : Creation and characterization of Japanese standards for myocardial perfusion SPECT: database from the Japanese Society of Nuclear Medicine Working Group. Ann Nucl Med 21: 505-511, 2007
4) Nakajima K et al : Estimation of cardiac event risk by gated myocardial perfusion imaging and quantitative scoring methods based on a multi-center J-ACCESS database. Circ J 75: 2417-2423, 2011
5) Hachamovitch R et al : Comparison of the short-term survival benefit associated with revascularization compared with medical therapy in patients with no prior coronary artery disease undergoing stress myocardial perfusion single photon emission computed tomography. Circulation 107: 2900-2907, 2003
6) 坂谷知彦他：Heart Risk Viewにおける高リスク患者の予後調査. 核医学 48: 419-423, 2011
7) Matsuo S et al : Prognostic value of normal stress myocardial perfusion

imaging in Japanese population –A study based on the J-ACCESS study. Circ J 72: 611-617, 2008
8) Sakatani T et al : Usefulness of the novel risk estimation software, Heart Risk View, for the prediction of cardiac events in patients with normal myocardial perfusion SPECT. Ann Nucl Med 30: 716-721, 2016
9) Nakae I et al : Clinical usefulness of a novel program "Heart Function View" for evaluating cardiac function from gated myocardial perfusion SPECT. Ann Nucl Med 28: 812-823, 2014
10) Nakajima K et al : Comparison of phase dyssynchrony analysis using gated myocardial perfusion imaging with four software programs: Based on the Japanese Society of Nuclear Medicine working group normal database. J Nucl Cardiol 24: 611-621, 2017

1 心臓核医学の歴史から将来展望まで

1 心臓核医学の経緯

　心臓核医学が独自の領域として普及するようになったのは，1980年代に始まる^{201}Tlによる検査からである。日本でも1980年代は多方向の^{201}Tl平面像が心筋梗塞の診断に用いられ始めており，特に運動負荷検査を行うことにより誘発される虚血が描画される点は印象的であった。画像として始めて心筋血流の低下の範囲や程度が描画され，しかも注射時点での病態生理が固定されて画像として描画されることは核医学画像の本質でもある。このような基本的な特徴はその後，1980年代後半から^{99m}Tc-MIBIやtetrofosminなどの心筋血流製剤が開発され，90年代から^{123}I-BMIPPによる脂肪酸代謝製剤や，^{123}I-MIBGによる交感神経イメージング製剤が利用されるようになっても変化していない。心臓核医学はその集積原理からして，CTやMRの造影剤のような非特異的な濃度変化をとらえるものではなく，分子イメージングとしての側面をもつ。この点は血流製剤では^{201}TlがNa-K能動輸送を反映し，^{99m}Tc製剤がミトコンドリア機能を反映する点にも示されている。このような心臓核医学の長所を基本として，以下に示すような様々な側面の進歩を振り返ることは，今後の展望を考えるうえでも有効であろう。

2 視覚評価と定量の進歩

　視覚的な画像の評価が基本であることは画像診断の第1歩となる。他方で核医学はもともと集積カウントが機能を反映しており，デジタル情報としての処理に適している。このためplanar像の時代でも，いわゆるcircumferential profile解析としてカウント分布を調べる方針が用いられていた。この考え方はSPECTの時代に入って発展して，polar mapある

いは3次元表示として一般化することになった。

　一方，欠損の大きさや程度を定量化する方法は，1980年代にはcircumferential profile解析に標準となる平均と標準偏差を組み込むことで実施されていたが，SPECTの時代に入って，心筋全体の異常のextentやseverityの計算，セグメントを利用した欠損スコアリング，さらに画素単位で処理をして%total perfusion deficitを計算する方法も用いられる。このようにして計算された虚血量は，たとえば左室の10％の虚血量をインターベンションの要件とするというように，ガイドラインのなかでも採用されることになった。今後人工知能の利用が医療に普及するにつれて，このような診断学のなかにもニューラルネットワークの利用が進む可能性がある。

3 SPECT，gated SPECT，そして心臓専用半導SPECTへ

　心筋血流gated SPECTは1990年代の半ばから急速に普及したが，その原動力になったのはコンピュータのパワーを生かした高速のgated SPECT再構成技術と，QGSをはじめとする再現性の高いソフトウェアであった。J-ACCESS研究も2001年に開始したが，このようなgated SPECTの進展の流れに乗ったものである。それまで心機能指標としては心プール検査が上位であったが，その後は従来法との良好な相関や再現性が確認されて，現在はその容積と駆出分画は心機能の標準の1つとなっている。拡張能に関してはいまだその精度に関しての議論はあるものの，容易に容積曲線から計算される微分曲線が利用される。

　Angerg型カメラは長らく撮像の標準であったが，2010年代に入って半導体CZTカメラの利用が始まった。現在，GE社のDiscovery NM530c，Spectrum Dynamics社（Biosensors社）のD-SPECTが心臓専用機として利用可能である。D-SPECTの場合，分解能が5mm程度と従来の半分以下，感度が約10倍を達成しており，またエネルギー分解能も従来のAnger型は10％に比べてCZTは6％であり，画像のコントラストも改善している。

　このような心臓専用機は検査数の多い米国では普及が進んでいるが，国

図1 放射性医薬品，解析，SPECT装置の進歩

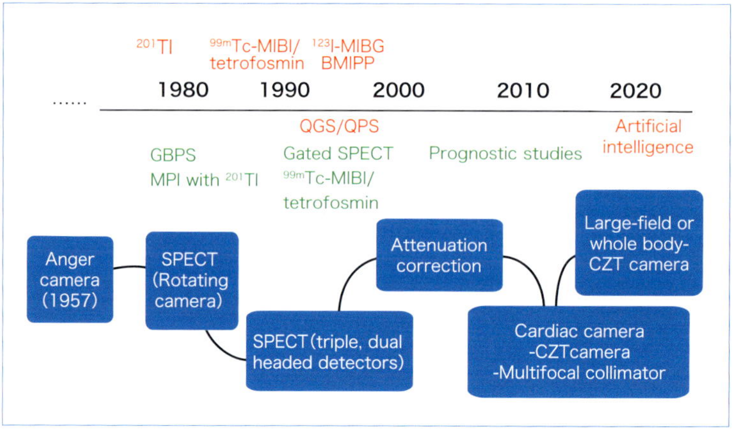

```
                 201Tl    99mTc-MIBI/   123I-MIBG
                          tetrofosmin   BMIPP
   ......        1980     1990     2000     2010     2020
                                  QGS/QPS                  Artificial
                 GBPS            Gated SPECT   Prognostic   intelligence
                 MPI with 201Tl  99mTc-MIBI/   studies
                                 tetrofosmin
```

[図：Anger camera (1957) → SPECT (Rotating camera) → SPECT (triple, dual headed detectors) → Attenuation correction → Cardiac camera -CZTcamera -Multifocal collimator → Large-field or whole body- CZT camera]

GBPS：心電図同期心プール検査，MPI：心筋血流イメージング。

内でも2018年現在で約20台が稼働している。従来のカメラでは1回の撮像について20分ほどの検査時間が一般的であったので，CZTカメラにより2～5分程度でのデータ収集ができることは大きなメリットであり，心臓核医学の依頼から検査までの流れを大きく変える可能性がある。

さらに全身用の半導体カメラDiscovery 670 CZTがGE社より，また全身用のCZTカメラVERITONがSpectrum Dynamics社より発売された。後者はD-SPECTを全身に拡張したような半導体多検出器構造をもつが，高感度高分解能の次世代のカメラに発展する可能性がある。これらの装置の心臓への応用の可能性は，今後検討が進められる。

4 心臓専用半導体SPECTでの心筋血流予備能

このような高感度カメラの重要な利点として動態収集が挙げられ，とりわけ血流増加予備能の評価に期待がもたれている。冠動脈カテーテル検査時のfractional flow reserve（FFR），最近はCTを用いたFFR推定の可能性がみえてきたが，これらが圧評価や形態に基づく解析であるのに対して，心筋SPECTの最大の利点は心筋細胞レベルの血流増加予備能を反映

することである。

したがって，びまん性に予備能が低下した多枝病変や微小血管病変の異常を検出できる可能性がある。D-SPECTの血流増加予備能を検討した最新の報告（WATERDAY study）では，依然PETの血流増加予備能と比較すると精度に課題はあるものの，多枝病変での心筋血流予備能低下をきれいにとらえており，PETでの結果やFFRとも良く相関する。さらにFFRで差が出ない症例での心筋血流予備能低下も検出できる可能性がある。今後の定量改善やさらに適切な血流トレーサの利用により，さらに精度の向上に期待がもたれる。

5 INCAPS研究の日本における意味

放射線を用いた医療に伴う被ばくが増加しているため，心臓核医学検査においても低被ばくを追求する世界的な流れがある。IAEA Nuclear Cardiology Protocols Cross-Sectional Study（INCAPS）が2015年に公開した研究報告のなかでも，65の国から308の心臓核医学施設が選択され，7,911検査が調査されている。実効線量は2.2から24.4mSv（中央値10.4mSv）に分布しており，30%の施設が≤9mSvを達成しているのみであった。この調査をもとに8項目の推奨（best practice）が公開されている[1]。

① ^{201}Tl検査を避ける
　特に70歳以下の患者では被ばく線量を考慮して^{201}Tl検査を避けることが望ましい。^{99m}Tc標識血流検査に比べて^{201}Tl検査の被ばくは有意に高いため，生存能の検討などで必要な場合以外は一般的に^{99m}Tc標識血流検査が推奨される。日本での状況では^{201}Tl検査が2018年現在でも半数以上を占めており，その多くが画像のコントラストや負荷検査の注射の回数を1回で済ませたいという実施上の問題であることを考えると，国内でも課題となる点である。

② 2核種検査を避ける
　これは，安静^{201}Tl＋負荷^{99m}Tc検査として実施される心筋血流検査を，特に70歳以下では減らそうというものである。

③ ^{99m}Tcの過剰投与を減らす
　1,332MBq（36mCi）以上の投与量や15mSv以上の被ばくを避ける。

④ ^{201}Tlの過剰投与を減らす
　129.5MBq（3.5mCi）以上の投与量を避ける。

⑤ 負荷のみ（stress-only）撮像を行う
　もし負荷時検査が正常であれば，続くSPECT検査を省略しても診断や予後への影響は少ない。国内では実施される施設は少ないが，今後検討事項となる。

⑥ カメラによる投与量減少策を用いる
　CTによる減弱補正，複数の対位での撮像（伏臥位像の追加），技術的な画質の改善方法，高性能のハードウェアの利用により，投与量の軽減が可能となる。

⑦ 体重に基づいた投与量の決定
　体重により投与量を調整することは特に自施設でRIが調整されている場合には有効であり，小児では必須である。

⑧ 2回目の検査時のshine throughアーチファクトを避ける
　負荷安静検査においては，2回目の投与量として3～4倍以上にする。国内では2～3倍で実施される施設も多いので考慮できる点である。

6　画像診断におけるエビデンスの蓄積

　心臓核医学は，種々の心臓イメージングのなかでもとりわけ多施設研究を含めたエビデンスの蓄積がある。その多くが米国で実施されたものであるが，数千例あるいは1万件以上の多数の後ろ向きな，あるいは前向きなデータの積み重ねで得られたデータは，臨床に与えるインパクトが大きく，循環器系のガイドラインのなかでも認められてきた。特に冠動脈疾患においては，虚血量を定量する標準であるだけでなく，予後評価に関する

エビデンスについても多数の研究の蓄積があり，信頼できる検査法として定着するようになった．COURAGE研究などでも，PCIと最適薬剤治療の役割が，虚血の存在あるいは改善と密接に関連することが明らかになってきている．現在世界的に多施設研究として進められているISCHEMIA研究は安定狭心症を対象に，10％虚血で血行再建と最適薬剤治療に分けて前向きに検討するものであるが，現在その結果が待たれている．

　一方，J-ACCESS研究が開始された2000年当時においては，国内の多施設データベース作成と予後調査の知見はほとんどなく，本研究がその先駆けとなった．欧州のガイドラインのなかでは，左室心筋での10％虚血の有無が冠動脈インターベンションの適応決定の根拠となっており，最適な治療方針の決定と結びつけたエビデンスは診療に与える影響も含めて今後の診療の基礎となる．

　わが国での調査では，血管造影上75％狭窄がある冠動脈病変に対しても実際の心筋の機能的な虚血の有無を確認したところ，半数近くで病変に虚血を認めなかったとの報告があり，2018年度の診療報酬改定では，原則として術前の検査等により，機能的虚血の存在が示されていることを算定要件とした．このような背景のなかでも実際に機能的虚血に基づいた診療が形態的狭窄に基づく診療と比べて，診断上効果的なのかどうか，患者のquality of lifeや予後を改善するのか，経済効果はどうかなど，今後の検討が必要とされる領域である．

7　心臓核医学の特徴を生かした画像の総合評価

　心臓イメージングも心臓エコー検査，CT検査，核医学検査，MRI検査，冠動脈造影を含めて，それぞれの領域での目覚ましい進歩が見られる．負荷時の虚血の評価としては，典型的な胸痛の有無，負荷心電図，そして非侵襲的イメージングの選択など，患者の状態に合わせた最適な診断の手順が必要となるが，何らかの指針がなければ患者が診療のなかで受ける医療には，担当する医師の選択あるいは好みにより様々な選択肢がある．実際にこれらを融合した画像の有効性，たとえば冠動脈CTとSPECTを融合した画像を作成することにより，診断の精度は向上して曖昧な判定も減少

する。米国では心臓の核医学イメージングにおいても appropriate use criteria が公開されている[2]。たとえば，臨床的にしばしば遭遇するシナリオを挙げて，その画像イメージングの利用は適切であるかを見ることができる。たとえば虚血（慢性）が不確定で，検査前確率が低い患者において，心電図所見が判定できず運動負荷もできない場合に SPECT 検査は妥当だろうかというような設定である。このような考え方は実診療での医師の判断を規制するものではないが，その背景にある推奨の根拠を生かすことは診療にとっても重要な意味をもつ。多くの選択肢があり，また施設による特殊性があるなかでの一般的な議論は難しいが，今後の画像診断の用い方を考えるうえでは，日本でも考慮されるべき方向性である。

Physiological PCI あるいは虚血の有無をみて，換言すれば ischemia-guided で診療に反映させるという考え方は，日本循環器学会のガイドラインのなかでも基本的には掲載されているが，2018年4月からの診療報酬の改定により，虚血の証明を重視する考え方でも強調されるようになった。虚血の証明が FFR-CT などである程度予測できる時代も到来するが，心筋の繊維化や微小循環までも含めた核医学的手法はさらに重要な意味をもつことになるものと推定される。

8 新しい核種と PET の利用

1980年代後半〜90年代にかけての新規放射性医薬品の採用以来，核医学的には新しい核種が認可されていない。ただ，わが国で先行して臨床応用が始まった ^{123}I-MIBG や ^{123}I-BMIPP については，その診断と予後評価の面で優れた研究が海外にも発信されている。そのなかでも，BMIPP 検査については透析患者を対象に実施された B-SAFE 研究（n=677）があり，脂肪酸代謝欠損の大きさが，重症心事故の重要な予測因子であることが証明された。また，MIBG については慢性心不全を対象にした日本人プールデータの解析（n=1,322）があり，日本固有の重要な知見として発信されている。しかしながら，いずれも総合的なエビデンスレベルという観点では国際的に診療を変えるという意味ではインパクトが不十分で，個別の研究からさらに多施設での前向き研究への取り組みも望まれる。さら

には，血流検査が主流の欧米の研究者に対しては，診療のなかでどのように用いてどのように医療の質や患者の予後の改善に影響するかを示す検討が進められるべきであろう。

一方，わが国ではPETの利用が少なく，アンモニアによる血流検査は認可されているものの利用する施設が少ない状況が続いている。血流増加予備能の評価ではPETがSPECTに優っていることは一般的に認められているが，SPECTがまず利用される日本の現状では，PETが本当に不可欠な病態に対して利用を推奨できるようなガイドも必要になる。一方，米国の治験では血流と実際の集積との直線性に優れている ^{18}F-flupiridazが紹介されている。^{18}F製剤でデリバリーが可能であり，診断率が改善すれば，高分解能化している他のモダリティに加えて高精度の血流増加予備能を追加することになる。この放射性薬剤の今後の日本での展開は未知数ではあるが，良好な画質に加えて病態生理学を反映するPET製剤が極めて有望な手段になるものと期待される。

^{18}F-FDGに関しては，2002年に虚血性心疾患（心筋viabilityの評価），次いで2012年に心臓サルコイドーシスでの利用が始まり，2018年現在血管炎への利用が適用として認可された。心臓サルコイドーシスの診断基準のなかでも，^{18}F-FDGの役割が明確化され，国内での利用も急速に進んでいる。このような画像診断が病変の早期発見と診断のみでなく，スタチンや炎症に対する治療の効果判定を行い，さらには予後評価に結びつくならば，PET検査を用いる臨床的意義も明確になるであろう。

9 リスク層別化と個別化医療

リスク層別化は一定の疾患や病態に画一的な診断や治療法の選択ではなく（仮にガイドラインに一致していても），特定の患者に最適の診断治療を提供するものである。そのような意味では，personalized medicine，value-based medicine，patient-centered imagingというような言葉で表現される場合もある。この考え方は，必要な検査を行い（不要な検査を避け），画像診断の候補者を明確にし，診断をつけたら，治療方針としては低リスクの患者には生活改善や薬剤治療など，高リスク患者にはより積

図2 心筋SPECTを含む検査からリスク層別化,個別化医療への流れ

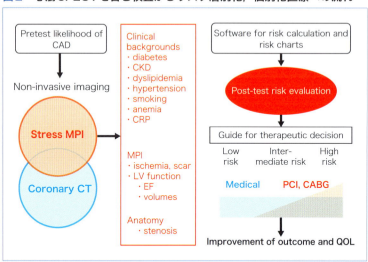

CAD:冠動脈疾患, MPI:心筋血流イメージング, CKD:慢性腎臓病,
LV:左室, EF:駆出分画, PCI:経皮的冠動脈インターベンション,
CABG:冠動脈バイパス手術, QOL:クオリティ・オブ・ライフ

極的な薬剤やインターベンションを行うことを意味する。また経済的にも限られた医療資源を適切に用いることにもつながる。

　特に,心不全の増加は患者だけでなく医療経済に対する大きな経済的負担となるが,薬剤治療に加えて植え込み型の心臓治療デバイス,血管新生治療,iPS細胞治療,心移植など高額の医療となる。このような心不全の予後を推定する方法としては,J-ACCESSのような予後評価モデルやMIBGのような交感神経イメージングが果たす役割も今後期待できる可能性がある。この場合には,単に画像とだけでなく臨床所見や症状を含めた総合的なリスク評価が必要かもしれないし,多変量モデルに加えて,近年急速な進歩を示している人工知能が新しい診断体系を構築するかもしれない。画像診断はそのような,医療のなかに取り込まれて真に患者個人にとって有効な,何よりも生活の質を真に改善する方向で進められることが期待される。

参考文献

1) Einstein AJ et al ; INCAPS Investigators Group : Current worldwide nuclear cardiology practices and radiation exposure: results from the 65 country IAEA Nuclear Cardiology Protocols Cross-Sectional Study (INCAPS). Eur Heart J 36:1689-1696, 2015
2) Hendel RC et al ; Society of Nuclear Medicine : ACCF/ASNC/ACR/AHA/ASE/SCCT/SCMR/SNM 2009 Appropriate Use Criteria for Cardiac Radionuclide Imaging: A Report of the American College of Cardiology Foundation Appropriate Use Criteria Task Force, the American Society of Nuclear Cardiology, the American College of Radiology, the American Heart Association, the American Society of Echocardiography, the Society of Cardiovascular Computed Tomography, the Society for Cardiovascular Magnetic Resonance, and the Society of Nuclear Medicine. J Am Coll Cardiol 53: 2201-2229, 2009

索 引

記号・数字

% ischemic ……… 7
180°収集 ……… 14
1日法 ……… 11
201Tl ……… 10
2核種同時撮像法 ……… 60
2日法 ……… 12
360°収集 ……… 14
99mTc-MIBI ……… 10
99mTc-tetrofosmin ……… 10
99mTc標識ピロリン酸検査 ……… 64

アルファベット

AI ……… 8
appropriate use criteria ……… 150
attenuation artifact ……… 26
cardiac resynchronization
　therapy ……… 46
CardioREPO ……… 43
CardIQ Fusion ……… 77
Corridor 4DM ……… 43
CRT ……… 46
D-SPECT ……… 56, 145
D-SPECTCardio ……… 54
ECG-gated myocardial perfusion
　SPECT ……… 38
EDV ……… 41
EF ……… 41
Ejection Fraction ……… 41
Emory Cardiac Toolbox ……… 43
End-Diastolic Volume ……… 41
End-Systolic Volume ……… 41
ESV ……… 41

fill-in ……… 23
Gated SPECT ……… 38
Gated SPECT解析ソフトウェア ……… 43
Heart Function View ……… 7
Heart Risk View ……… 7, 8, 120, 127
Heart Risk View-F ……… 43, 127
Heart Risk View-S ……… 127, 128
HFV ……… 7
HRV ……… 8
IAEA Nuclear Cardiology Protocols
　Cross-Sectional Study ……… 147
INCAPS ……… 147
IQ-SPECT ……… 67
J-ACCESS2研究 ……… 91, 101, 102
J-ACCESS3研究 ……… 92, 102
J-ACCESS4研究 ……… 92, 108
J-ACCESS研究 ……… 88, 94
LV dyssynchrony ……… 45
MFR ……… 6, 61
motion artifact ……… 27
ordered subset expectation
　maximization法 ……… 28
OSEM法 ……… 28
overdiagnosis ……… 21
Peak Ejection Rate ……… 42
Peak Filling Rate ……… 42
PER ……… 42
PFR ……… 42
PFRまでの時間 ……… 42
polar map ……… 21
post-ischemic stunning ……… 26
QGS ……… 4, 43, 95
Quantitative Gated SPECT ……… 4, 43

R-R間隔分割数 ……… 40
SDI法 ……… 60
simultaneous dual isotope ……… 60
SPECT-CCTA ……… 64
SPECT-CT ……… 64
SPECTデータ収集 ……… 14
SSS ……… 58
streak artifact ……… 28
stress-only法 ……… 67
summed stress score ……… 58
TES ……… 42
TEW ……… 3
TID ……… 25
Time to End-Systole ……… 42
Time to PER ……… 42
Time to PFR ……… 42
TPER ……… 42
transient ischemic dilatation ……… 25
upward creep ……… 27
viability ……… 34
WATERDAY study ……… 147

あ

アデノシンA2A受容体 ……… 17
アデノシン負荷 ……… 15
一過性左室内腔拡大 ……… 25
安静心筋血流SPECT ……… 10
位相解析法 ……… 43
運動負荷 ……… 15

か

回帰式 ……… 122
ガンマカメラ ……… 5, 54
拡張末期容積 ……… 41
極座標表示 ……… 20
冠動脈CT ……… 32, 76
冠動脈狭窄 ……… 33, 97
完全左脚ブロック ……… 30
期待値最大化法 ……… 28
吸収アーチファクト ……… 45
吸収によるアーチファクト ……… 26
虚血の評価 ……… 32
虚血後の気絶心筋 ……… 26
虚血心筋量 ……… 7
駆出率 ……… 41
減弱補正 ……… 66

さ

最大駆出速度 ……… 42
最大充満速度 ……… 42
再分布 ……… 2
所見の拾いすぎ ……… 21
左室収縮同期不全 ……… 45
収集心拍数 ……… 39
収縮末期に至るまでの時間 ……… 42
収縮末期到達時間 ……… 42
収縮末期容積 ……… 41
重症心事故 ……… 96
心機能の諸指標 ……… 41
心筋SPECT ……… 2
心筋planar ……… 2
心筋血流イメージング剤 ……… 10
心筋血流パラメータ ……… 7
心筋血流予備能 ……… 6, 61
心電図同期心筋SPECT ……… 4
心不全 ……… 34
ステップ収集 ……… 14
ストリークアーチファクト ……… 28
心血管病の予後 ……… 108
心臓再同期療法 ……… 46
心電図同期心プールシンチグラフィ ……… 4

心電図同期心筋血流SPECT ……… 34
心肥大 ……… 30
正常心筋SPECT ……… 97
正常像 ……… 22
正常バリアント ……… 22
石灰化スコア ……… 71
ソフトウェア・フュージョン ……… 6

た
体動アーチファクト ……… 27
定量的予後推定法 ……… 8
糖尿病 ……… 97
断層シンチグラフィ ……… 2
テクネチウム標識心筋血流製剤 ……… 4
読影法 ……… 19
ドブタミン負荷 ……… 17

は
バイアビリティ ……… 34
半導体カメラ ……… 5
ピットフォール ……… 30
負荷時の血流欠損 ……… 58
負荷心筋血流SPECT ……… 11
負荷単独法 ……… 67
不完全fill-in ……… 25
不完全再分布 ……… 25
部分容積効果 ……… 48
ブルズアイマップ ……… 19

ま
慢性腎臓病 ……… 99, 102

や
融合画像 ……… 6
予後評価 ……… 36

ら
リスク層別化 ……… 37
連続収集 ……… 14

心筋 SPECT 診療必携　定価（本体 3,500 円＋税）

2018年10月30日　第1版第1刷発行

編　著　西村　恒彦
　　　　（にしむら　つねひこ）
　　　　中嶋　憲一
　　　　（なかじま　けんいち）

発行者　福村　直樹

発行所　金原出版株式会社
　　　　〒113-0034　東京都文京区湯島 2-31-14
　　　　電話　編集　(03)3811-7162
　　　　　　　営業　(03)3811-7184
　　　　FAX　　　　(03)3813-0288
　　　　振替口座　00120-4-151494
　　　　http://www.kanehara-shuppan.co.jp/

©西村恒彦，中嶋憲一，2018
検印省略
Printed in Japan

ISBN978-4-307-07110-9

印刷・製本／シナノ印刷
装幀／クワデザイン
本文デザイン／朝日メディアインターナショナル

JCOPY ＜出版者著作権管理機構　委託出版物＞

本書の無断複製は著作権法上での例外を除き禁じられています．複製される場合は，そのつど事前に，出版者著作権管理機構（電話 03-5244-5088，FAX 03-5244-5089，e-mail : info@jcopy.or.jp）の許諾を得てください．

小社は捺印または貼付紙をもって定価を変更致しません．
乱丁，落丁のものはお買上げ書店または小社にてお取り替え致します．

2012・10

進歩著しい心臓核医学の最先端をフロントランナー達が詳細解説!!

BRAND NEW 心臓核医学
機能画像が病態を捉える

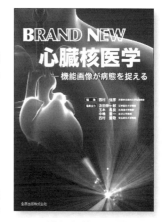

編集 西村 恒彦
京都府立医科大学・名誉教授

心臓核医学は機能画像診断法として臨床的有用性が確立され,さらに形態診断(CT/MR)との融合画像や分子イメージングなど新しい展開を遂げつつある。「基礎」「症例」「展開」「エビデンス」「展望」の5部構成で,現時点での「心臓核医学のすべて」を網羅した内容となっている。心臓核医学に関わる循環器内科・外科医,放射線科・核医学科医および診療放射線技師の方々の座右の書として好適・必携の1冊。

心臓核医学の基礎
①心臓核医学検査 ②心筋血流SPECT
③左室および右室機能の評価 ほか

心臓核医学の実際
① 負荷心筋血流SPECTが
　虚血重症度判定に有用であったCKD患者の一例 ほか

心臓核医学の展開
①新しいデータ収集法　②新しいデータ解析法
③冠動脈CTとSPECTの融合 ほか

心臓核医学のエビデンス
① 心臓核医学エビデンスの重要性と有用性
② 虚血性心疾患の診断とリスク層別化
③ 虚血性心疾患の治療評価　④ 糖尿病 ほか

心臓核医学の展望
① 循環器疾患および動脈硬化の分子イメージング
② PETによる血管内皮機能の評価 ほか

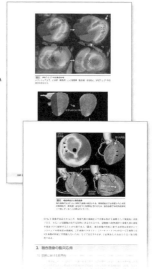

◆B5判 288頁 118図 カラー105図
◆定価(本体8,000円+税) ISBN978-4-307-07091-1

創業明治8年
医学専門出版社
金原出版
〒113-0034 東京都文京区湯島2-31-14
TEL03-3811-7184(営業部直通) FAX03-3813-0288
www.kanehara-shuppan.co.jp